Joyce Hawkes

Das Bewusstsein der Zellen

Wie Gedanken
auf der Zell-Ebene heilen

Aus dem Amerikanischen von
Diane von Weltzien

MensSana
BEI KNAUR

Die amerikanische Originalausgabe erschien 2006 unter dem Titel »Cell-Level Healing. The Bridge from Soul to Cell« bei Atria Books/ Beyond Words, a division of Simon & Schuster, Inc., New York

Die Folie des Schutzumschlags sowie die Einschweißfolie
sind PE-Folien und biologisch abbaubar.
Dieses Buch wurde auf chlor- und säurefreiem Papier gedruckt.

Besuchen Sie uns im Internet: www.droemer-knaur.de
Alle Titel aus dem Bereich MensSana finden Sie im Internet unter
www.mens-sana.de

Deutsche Erstausgabe 2010

Redaktion: Annette Gillich-Beltz
Umschlaggestaltung: ZERO Werbeagentur, München
Umschlagabbildung: Carol Sibley
Satz: Adobe InDesign im Verlag
Druck und Bindung: GGP Media GmbH, Pößneck
Printed in Germany
ISBN 978-3-426-65646-4

2 4 5 3 1

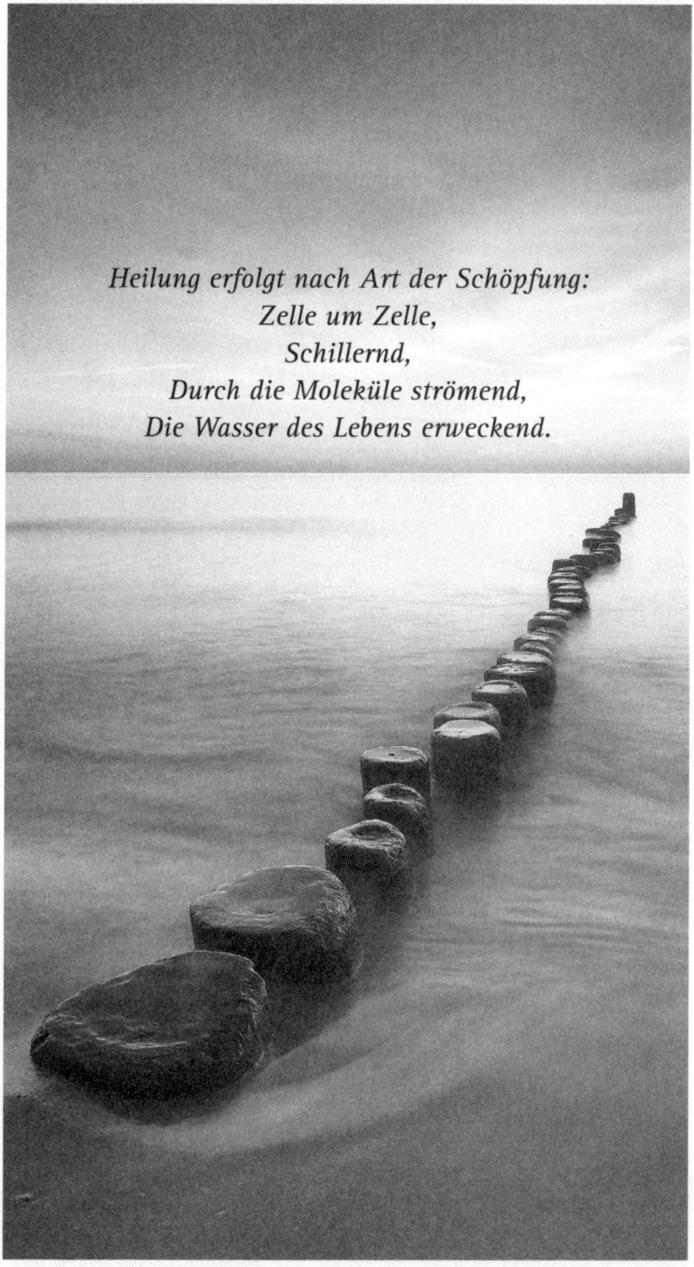
Heilung erfolgt nach Art der Schöpfung:
Zelle um Zelle,
Schillernd,
Durch die Moleküle strömend,
Die Wasser des Lebens erweckend.

Inhalt

Vorwort

Die Geschichte ist voll von Menschen, die Grenzen überschritten haben. Mutige Taten, wissenschaftliche Entdeckungen, Botschaften von Hoffnung und Frieden sowie Einblicke in die Mysterien unseres Seins bewirken tiefgreifende Veränderungen. Die Seelen solcher Menschen wandern vor und zurück.

Der Dichter Theodore Roethke schrieb: »Ich lerne, indem ich dorthin gehe, wohin ich gehen soll.« Dem möchte ich hinzufügen: Wir lehren das, was wir selbst lernen müssen. Diese beiden Aussagen veranschaulichen die Reise der Biophysikerin Dr. Joyce Whiteley Hawkes, die sich nach ihrer persönlichen Nahtoderfahrung ihrer Berufung zur Heilerin stellte. Seit nunmehr zwanzig Jahren versöhnt sie durch ihre Arbeit als Heilerin Wissenschaft und Spiritualität miteinander, indem sie eine Brücke schlägt zwischen der fassbaren Zelle und der unfassbaren Seele.

Als ich Joyce vor sieben Jahren kennenlernte, erkannte ich sofort, welche Kraft ihr aus der Verbindung ihres biophysikalischen Wissens über Zellen mit ihrer praktischen Erfahrung als Heilerin zuwächst. Im vorliegenden Buch veranschaulicht sie für uns das Zusammenspiel von seelischer und körperlicher Welt. Durch ihren einzigartigen Blick auf die Zelle – diese Kraftwerke des Universums – verknüpft sie die beiden Welten miteinander. Zur Förderung der Selbstheilung versorgt sie uns darüber hinaus mit konkreten Regeln, Leitfäden, Übungen und einzigartigen Bildern.

Jenseits ihres bildlichen Verständnisses vom Heilungsprozess und ihrer Gedanken zum menschlichen Wohlergehen fordern ihre Worte die Vorstellung unseres Geistes vom Wesen der Wirklichkeit, der Zeit und des Raumes heraus. Wir sind zugleich die Schöpfer und die Geschöpfe des Erneuerungsprozesses, den der Geist dem Physischen diktiert.

Unsere mitfühlenden Herzen wachsen an unserer Genesung und der unserer Mitmenschen. Plötzlich ist Berührung etwas Heiliges. Wir stehen mitten auf der Brücke zwischen Seele und Zelle, vereinigen beides mit dem neuen Bewusstsein, das wir Joyce und ihren Erfahrungen verdanken.

Machen Sie, liebe Leserin und lieber Leser, gemeinsam mit Joyce Hawkes einen Quantensprung über die physische Zelle hinaus zum Spirituellen, das in den Worten dieses Buches wohnt. Die Autorin vermag Sie zu dem Wiedererwachen Ihrer eigenen Gesundheit zu führen.

Das Bewusstsein der Zellen fordert uns heraus, unseren Körper von einer Position des Heiligen aus neu zu betrachten, uns tief in das Mysterium unserer menschlichen Möglichkeiten vorzuwagen und über die Macht des Universums in unseren Zellen nachzudenken.

Joan C. King
Autorin von *Cellular Wisdom*

Einführung

Die Wege und Mittel des Heilens, die ich in diesem Buch vorstelle, sind einfach, wirkungsvoll und für jedermann zugänglich. Sie sind ein Teil Ihres genetischen Codes. Sie sind ein natürlicher Bestandteil des Funktionierens einer jeden Zelle in Ihrem Körper. Die Wertschätzung Ihres Körpers als Geschenk ist der erste Schritt, um Zugang zu finden zu der spirituellen Kraft, die Ihnen das Vorankommen auf Ihrem Lebensweg erleichtert. Sie ermöglicht es Ihnen, Blockierungen zu beseitigen, fördert den Energiefluss in Ihrem Körper und gestattet Ihnen bei bestimmten Situationen und Krankheiten den Zugriff auf Ihr Zellwissen. Die hier beschriebenen Wege und Mittel sind erprobt, leicht anzupassen und für die persönliche Transformierung immer greifbar. Tiefgreifende Heilung im Jetzt ist jederzeit möglich. Ja, sie vermag sich sogar in die Vergangenheit hinein zu erstrecken, um frühere Verletzungen zu lindern.

Zwischen der gewöhnlichen und der spirituellen Wirklichkeit spannt sich eine Brücke, die uns den Zugang ermöglicht zu Klarheit schaffender Meditation, heilender Energie und Weisheit. Sie führt uns direkt in die kleinste lebendige Einheit unseres physischen Körpers: in die Zelle. Heilende Energie dringt direkt zu den Zellen vor und nimmt somit genau da positiven Einfluss, wo der Körper die Arbeit des Lebens tut, wo Informationsaustausch stattfindet, wo gehandelt, Kraft entfaltet und kommuniziert wird.

Zwischen der gewöhnlichen und der spirituellen Wirklichkeit spannt sich eine Brücke.

Dieses Buch gibt Anweisungen, wie sich jeder selbst die Verbindung zwischen Seele und Zelle zunutze machen kann. Die Kapitel führen Sie Schritt für Schritt zur Heilung auf der Zellebene.

Die Kapitel eins bis fünf errichten das Fundament dafür, indem sie sich auf die folgenden Punkte konzentrieren:

- Körperbewusstsein, um Dankbarkeit, Mitgefühl und Heilung zu fördern
- Mittel, die das Erkennen und Beseitigen von Blockierungen ermöglichen
- das für die Heilung auf der Zellebene entscheidende Prinzip des Energieflusses

Kapitel sechs führt uns in das Innere der Zelle und zu der Erkenntnis, dass nahezu jede Zelle des Körpers über die folgenden vier Fähigkeiten verfügt:

- Informationsaustausch
- Handlung
- Kraftentfaltung
- Kommunikation

In den Kapiteln sieben und acht wird das Heilen auf der Zellebene bei bestimmten Krankheiten und Situationen angewandt. Fallbeispiele aus meiner zwanzigjährigen Erfahrung zeigen, wie Sie sich die Brücke zwischen Seele und Zelle zunutze machen können.

In der Mitte des Buches ab Seite 65 finden Sie unter der Überschrift »Die Brücke von der Seele zur Zelle« Fotos und andere Abbildungen. Dieser Abschnitt wird Ihnen helfen, Ihren Geist zu beruhigen und einen neuen Zugang zu Ihrer innersten Kraft zu finden. Übungen und Meditationen stehen den von mir eigens zu diesem Zweck ausgewählten Bildern zur Seite und unterstützen Sie bei Ihrer Reise zur Selbstheilung. Ich hoffe, dass Sie dieses Buch immer bei sich tragen und es immer wieder hervorholen, um immer wieder neue Facetten der Heilung auf der Zellebene, immer neue Aspekte der Brücke von der Seele zur Zelle kennenzulernen.

Auf der Reise zur vollkommenen Freiheit wird Sie dieses Buch unterstützen, indem es Ihnen Wege und Mittel der Heilung in *Ihre eigenen Hände* legt. Sie werden Wege zu Heilung und Freude erforschen, die Sie sich gegenwärtig kaum vorstellen können. Brücken der Heilung führen von unserer Seele zu unseren Emotionen und durch unseren Geist hindurch zum Chor unserer Zellen. Sie verschaffen uns den Zugang zu Frieden, Lebenskraft, Freude und Gesundheit.

Gestatten Sie es den Worten auf den nachfolgenden Seiten, Ihren Geist zu durchdringen und Ihnen bei Ihrer eigenen Heilung auf der Zellebene zu helfen.

1
Wie aus einer Wissenschaftlerin eine Heilerin wurde

Selbst in meinen kühnsten Träumen hätte ich mir niemals vorgestellt, dass ich mich irgendwann in eine Zelle verlieben könnte. Doch genau das geschah, als ich zum ersten Mal durch ein Elektronenmikroskop blickte. Da war sie: Eine Zelle, etliche zehntausend Mal vergrößert, in ihrer ganzen Pracht. Sie offenbarte sich in all den schwer zu begreifenden Details ihres unvorstellbar raffinierten Inneren. Dem Elektronenstrahl ausgesetzt, konnte sich die Zelle nicht länger verbergen und ließ mich ein paar ihrer Geheimnisse sehen. Ich liebte diesen Blick ins Innere, der nur mit Hilfe hochkomplizierter Technik möglich war.

In diesem Buch geht es um Zellen und darum, wie sie auf Energieheilung reagieren. Ich erlebe dieses Zusammenspiel aus meiner Perspektive als Wissenschaftlerin und zugleich aus meinem Blickwinkel als Heilerin, der es um die Reparatur und Erneuerung von Zellen geht. Bevor das Ereignis eintrat, das mir eine neue Wahrnehmung der Wirklichkeit bescherte, war ich fast fünfzehn Jahre lang damit beschäftigt, wissenschaftliche Studien zu lesen und zu veröffentlichen. In meiner Forschungsarbeit beschäftigte ich mich mit der Frage, wie Zellen krank werden und warum sie genesen oder auch nicht.

In diesem Buch geht es um Zellen und darum, wie sie auf Energieheilung reagieren.

Schon früh in meiner Laufbahn war ich von der Wissenschaft fasziniert. 1971 machte ich meinen Doktor an der Pennsylvania State University mit einem Ph. D. in Biophysik. Ich zog nach Oregon, und meine Postdoktorandenstelle beim National Institute of Health führte mich in ein regionales Forschungszentrum für Primaten. Bald schon hatte ich zahlreiche Veröffentlichungen vorzuweisen und hielt Vorträge auf Kongressen von New York bis Seattle. In Seattle richtete ich schließlich für den National Marine Fisheries Service eine Forschungsstation ein, Elektronenmikroskop inklusive. Dieses Labor war äußerst produktiv. Ich beschäftigte fünf Forschungsassistenten und Doktoranden und berichtete als Professorin im Fachbereich Zoologie an der University of Washington regelmäßig über unsere Ergebnisse. Mein Leben war erfüllt von Reisen im In- und Ausland, Vorträgen, Veröffentlichungen und der Zeit, die ich über das Elektronenmikroskop gebeugt damit zubrachte, den Überlebenskampf von Zellen zu beobachten, die durch Umweltgifte wie PCB oder durch Ölteppiche belastet waren. Ich veröffentlichte fünfzig wissenschaftliche Dokumentationen und wurde dafür mit einem U. S. Department of Commerce National Achievement Award ausgezeichnet. Ein weiterer Höhepunkt in meiner Karriere war die Ernennung zum Fellow der American Association for the Advancement of Science, der weltweit größten wissenschaftlichen Gesellschaft und Herausgeberin der renommierten Wissenschaftszeitschrift *Science*.

Meine Forschungsarbeit war abhängig von der ausgeklügelten Technik des Elektronenmikroskops, die es mir ermöglichte, die winzig kleine Welt im Inneren einer Zelle zu betrachten. Diese Art Mikroskop ist so groß wie ein Elefantenbaby und wiegt ungefähr eine Tonne. Zahlreiche Einzelschritte sind erforderlich, um das Mikroskop »anzuwerfen«, das dann hunderttausend Volt durch einen Draht schickt, der seinerseits Elektronen durch eine Reihe elektromagnetischer Linsen feuert. Dann entstehen, bis zu einer Million Mal vergrößert, Bilder vom Innenleben der Zellen: meine Leidenschaft. Doch obwohl mich mein Beruf als Wissenschaftlerin so sehr erfüllte, war da noch etwas anderes, das mich lockte.

Die menschlichen Zellen sind nichts Besonderes. Tatsächlich unterscheiden sich ihre Bausteine durch nichts von denen anderer Kreaturen. Hingegen unterscheidet sich der genetische Code, der in den DNA-Molekülen jeder Zelle enthalten ist, ebenso sehr von anderen Arten, wie wir uns voneinander unterscheiden. Diese individuellen, persönlichen Codes sind verantwortlich für unverwechselbare Körperformen und individuelle Eigenschaften. Diese fein aufeinander abgestimmte Komplexität entstammt einer einzigen befruchteten Eizelle, deren DNA zu einer Hälfte von unserer Mutter stammt und zur anderen Hälfte von unserem Vater. Die Abbildung auf Seite 68 zeigt ein Spermium und ein Ei im Augenblick der Empfängnis, in dem sie sich zu einer einzigen Zelle vereinigen und damit das Leben eines individuellen Organismus in Gang setzen.

Als Wissenschaftlerin verschrieb ich mich der Jagd nach der Wahrheit mit wissenschaftlichen Mitteln. Religion und Gott hatten in meinem Weltbild keinen Platz. Stellen Sie sich meine Überraschung vor, als mir eines Tages ein dekoratives bleiverglastes Fenster vom Kaminsims herab direkt auf den Kopf fiel und eine klassische Nahtoderfahrung auslöste. Ich hatte noch nie etwas von Nahtoderfahrungen gehört und war auch sonst nicht der Mensch, dem unerklärliche Dinge zustießen. Doch ich erinnere mich genau an den Moment, als das Fenster auf mich zukam, und an den Augenblick des Aufpralls.

Plötzlich war die Wirklichkeit wie ausgewechselt. Ich befand mich nicht mehr länger in meinem zusammengesackten Körper, der auf dem Boden lag. Stattdessen raste ich durch einen langen dunklen Tunnel auf ein unglaublich helles Licht zu. Ohne dass ich irgendeine bewusste Kontrolle über die Situation hatte, brachte mich eine Kraft außerhalb meiner selbst zum Stehen, als ich das Tor zum Licht erreicht hatte. Dort begrüßten mich meine Mutter und Großmutter, die schon lange nicht mehr in unserer Welt weilten. Ich war überwältigt von Liebe und dem Moment des Wiedererkennens, erstaunt über ihre Gesundheit und ihr glückliches Aussehen. An ihnen vorbei wurde ich über eine Schwelle in eine ganz und gar andere Welt gezogen.

Plötzlich war die Wirklichkeit wie ausgewechselt. Ich befand mich nicht mehr länger in meinem zusammengesackten Körper, der auf dem Boden lag.

Ich sah weder Menschen noch irgendwelche anderen Kreaturen, sondern sanfte Hügel, unglaublich grünes Gras und Blumen, die aus jedem einzelnen Blütenblatt strahlendes Licht abzugeben schienen. Die Farben erschienen mir geradezu lebendig, so stark waren sie. Ich war umgeben von unbeschreiblicher Klarheit und Farbigkeit. Eingetaucht in Licht und erfüllt von tiefer Ruhe sog ich diese unglaublichen Bilder und Gefühle in mich ein und wäre gerne für immer an diesem Ort geblieben. Doch dann trat eine Veränderung ein.

Plötzlich befand ich mich unmittelbar vor dem blendenden weißen Licht. Das überwältigende Gefühl von Liebe und Frieden, das ich gerade noch empfunden hatte, war nur ein winziger Vorgeschmack gewesen auf das, was nun von diesem Licht ausging. Es hatte die Umrisse eines Menschen, war jedoch viel größer und ohne die charakteristischen Merkmale eines Menschen. Alles und nichts schien in dieser Leuchtkraft gleichzeitig zu existieren. Ich war erfüllt von Glückseligkeit, Liebe und Freude und fühlte mich hellwach. Wenn das Gott sein sollte, der mich da empfing, dann fällte er jedenfalls kein Urteil über mich. Ich fühlte mich ganz und gar geliebt, eingehüllt in Frieden und Sicherheit und geheilt von allem, was mich jemals krank gemacht oder mir Unbehagen verursacht hatte. Die Ekstase des Augenblicks hob jegliche Zeit und jeglichen Raum auf, überschritt jegliche Grenzen. Später würde sich dieser Augenblick als Brücke erweisen, die ich nutzen konnte, um nach Belieben in diesen Seinszustand zurückzukehren.

Es gab keine Auseinandersetzung darüber, ob ich zur Erde zurückkehren sollte. Ich erhielt keinerlei Anweisungen. So plötzlich, wie alles geschehen war, so plötzlich wurde ich zurückgestoßen in mein irdisches Bewusstsein und lag wieder auf dem Fußboden in meinem Haus – mit einem stark schmerzenden Kopf, einer großen Platzwunde und blutverklebten Haaren. So begann meine Reise von meiner Arbeit als Wissenschaftlerin zu meiner neuen Berufung als Heilerin.

Anfangs tat mein Wissenschaftlergehirn die Erfahrung als Einbildung ab, als Folge eines heftigen Schlags auf den Kopf und einer Bewusstlosigkeit. Doch bald fand ich heraus, dass meine Erfahrung der Zugang zu einer anderen Bewusstseinsform war. Sie war wertvoller als jede Karriere, jeder Status oder irgendwelche zusätzlichen Leistungen.

Mein Kopf schmerzte zu sehr, als dass ich Musik hören,

lesen, ins Kino gehen oder Sport treiben konnte – auf diese Art hatte ich mich bisher entspannt. Ich fühlte mich gefangen – durch die dröhnenden Kopfschmerzen und durch die dreiwöchige Ruhezeit, die der Arzt mir auferlegt hatte – und langweilte mich entsetzlich. Als ich wieder Auto fahren konnte, fuhr ich zu meinem Lieblingsbuchladen im Hafenviertel von Seattle. Knarrende Dielen und der Duft von Papier, der den Raum seit Jahrzehnten erfüllte, beruhigten meine Sinne.

Ich ging langsam an den Regalen vorbei und überflog die Titel, als mir ein Buch geradezu in die Hände sprang. Es war Raymond Moodys *Leben nach dem Tod – Die Erforschung einer unerklärlichen Erfahrung,* und es enthielt detaillierte Schilderungen von Nahtoderfahrungen. Ich kaufte das Buch, und seine Lektüre konfrontierte mich mit den Schilderungen vieler anderer Menschen, die ähnliche Erfahrungen gemacht hatten wie ich. Was ich erlebt hatte, konnte ich nicht mehr länger ausblenden. Mein Selbstmitleid über meine Kopfverletzung wich einem Gefühl des Staunens und der Neugier.

Ein Podologe namens Ray trat in mein Leben. Er hatte eine Zusatzausbildung als Gedächtnistrainer an der Ohio State University gemacht und lehrte, wenn er gerade keine Füße behandelte, Gedächtnistraining mittels Tiefenentspannung und Visualisierungstechniken. Jetzt fragen Sie bitte nicht, was Gedächtnistraining mit den Füßen zu tun hat! Scheinbar ohne Zusammenhang mit meiner kürzlich gemachten Erfahrung begann ich bei ihm mit dem Gedächtnistraining, um mir für meine Arbeit als schreibende Wissenschaftlerin Autorennamen und Zitate besser merken zu können.

Bei einer unserer Sitzungen machte ich es mir im Sessel bequem und hörte ein Tonband an, auf dem in allen Einzelheiten ein kleines graues Kätzchen beschrieben wurde.

Ich war ein wenig überrascht, als ich mich plötzlich vor meinem inneren Auge in einem Zimmer umherlaufen und bestimmte Dinge betrachten sah: einen Sessel mit blauem Samtbezug, einen großen Kamin und die Bilder an den Wänden. Noch mehr staunte ich über Rays Gesichtsausdruck, als ich ihm von dem Raum berichtete. Wir konnten es beide nicht fassen, dass ich mit aller Präzision den Raum beschrieb, in dem er die Tonbandaufnahme gemacht hatte. Wir wurden neugierig und beschlossen herauszufinden, wie mein inneres Sehen in einer Echtzeitsituation funktionierte. Ich kam also in Rays Praxis und entspannte mich eine Weile. Nachdem wir ein wenig geplaudert hatten, ging er in den Behandlungsraum und kümmerte sich um einen seiner Fußpatienten. Nach seiner Rückkehr berichtete ich ihm Einzelheiten über die Füße dieses Patienten, seine Krankheitsgeschichte und alles andere, was Ray bei der Behandlung aufgefallen war.

Außerdem führten wir eine Ministudie zum Thema Gedankenlesen durch. Ray dachte auf dem Weg zu dem Raum, in dem ich mich aufhielt, an eine ganz bestimmte Farbe, und mein Kopf füllte sich prompt mit genau dieser Farbe an. Ich riet nicht; ich sah jedes Mal genau die richtige Farbe. Meine Selbsteinschätzung als rationale Wissenschaftlerin geriet ins Wanken.

Ich fing an, Informationen über andere merkwürdige Phänomene wie etwa den sechsten Sinn und Hellsichtigkeit zu sammeln. Ich schrieb mich in einen Kurs ein, den ein örtlicher Heiler abhielt. Die Meditationen, die ich dort lernte, halfen mir, auch zu Hause eine feste Meditationspraxis zu etablieren. Sie führte mich zu visionären Begegnungen mit Engeln, Tieren und anderen Galaxien.

Der Heiler lud mich ein, ihn einen Nachmittag pro Woche

bei seinen Krankenbesuchen zu begleiten. Mit der Zeit reagierten die Menschen positiv auf meine Berührungen. Sie sagten, sie würden in den Bereichen, in denen ich sie berührt hatte, Hitze und ein Prickeln spüren. Und sie behaupteten, dass es ihnen danach bessergehe.

Andere wollten zu mir zu Heilungssitzungen kommen. Also richtete ich ein früheres Arbeitszimmer bei mir zu Hause entsprechend ein, um jede Woche eine Handvoll Hilfesuchender zu empfangen. Ich kam gar nicht auf den Gedanken, dass es sich um mehr handeln könnte als um eine Nebenbeschäftigung, die mir am Herzen lag. Ich hatte Freude an beiden Welten: an der Wissenschaft und an diesem neuen Bereich, als was auch immer er sich schließlich erweisen würde.

Ich stellte mich der Herausforderung, immer tiefer in die Zellen des Körpers einzudringen, um jenen beizustehen, die meine Hilfe suchten. Das Ergebnis versetzte mich und meine Klienten gleichermaßen in Erstaunen.

Ein langes Wochenende, an dem ich mit meinem Lehrer und zwei seiner anderen Schüler einen Ausflug zum Mount Shasta machte, veränderte mein Leben noch einmal unvermittelt. Von der Südseite kletterten wir über die Panther Meadows hinauf zum Red Butte. Obgleich der Frühling uns bereits verzauberte, war es noch immer winterlich, als wir Stufen in die vereisten Hänge hackten und in unseren Töpfen Schnee zum Schmelzen brachten, um uns mit Trinkwasser zu versorgen. Schließlich ließen wir uns auf einer Höhe von dreitausendzweihundert Metern nieder, um zu meditieren.

Auf dem Rückweg nach Seattle machten wir vier schmutzigen Pilger halt an einem katholischen Schrein, einer Grotte in den Außenbezirken von Portland/Oregon. Ich hatte bisher nie etwas mit der katholischen Kirche zu tun gehabt, da ich in einer leidlich protestantischen Familie aufgewachsen war. Meine Gefährten gingen zum Gebet in eine kleine Kapelle, während ich alleine umherwanderte und schließlich vor einer Höhle stehen blieb, die auf natürliche Weise in einem steilen Felsvorsprung entstanden war. Brennende Kerzen umstanden die Replik einer Pieta. Maria, die über dem gekreuzigten Leib des toten Jesus weinte, kam mir nahezu lebendig vor.

Als ich nähertrat und an einer Bank niederkniete, die eigens zu diesem Zweck aufgestellt war, spürte ich eine Veränderung. Die Luft lud sich mit Energie auf. Mein ganzer Körper kribbelte, als ich die Stimme einer Frau hörte, die sagte: »Es ist deine Berufung, zu heilen.«

Es kam mir so vor, als machte ich die Nahtoderfahrung ein zweites Mal durch. Liebe, Frieden und Ehrfurcht überfluteten mich. Wie nur konnte ich die Emotion, diese Energie, diese Segnung fassen? In diesen wenigen Augenblicken veränderte sich mein Leben für immer. Die liebevolle Autorität der Stimme ließ keinen Raum für Zweifel oder Zögern. Als ich am nächsten Tag in Seattle zur Arbeit ging, leitete ich mein Ausscheiden aus dem Labor in die Wege.

Der Eintritt in die Welt des Heilens fiel mir nicht leicht. Ich konnte mich nicht mehr durch Nachdenken an Lösungen herantasten, wie ich es als Wissenschaftlerin gewöhnt war. Ich meditierte regelmäßig, suchte göttliche Führung und erhielt sie für gewöhnlich immer genau in dem Augenblick, in dem sie erforderlich war. Jeden Tag, den ich in meinem der Heilarbeit gewidmeten Raum verbrachte, trat mir mein Weg deutlicher vor Augen. Als ich Zeit mit südostasiatischen Heilern verbrachte, kam ich in riesigen Sprüngen voran. Inzwischen beschäftige ich mich seit zwanzig Jahren damit, wie man Heilenergie tief in die Zellen des Körpers schicken kann, und es ist mir daran gelegen, die Erfahrungen weiterzugeben, die ich mit dem

Verweben der Seelenwelt mit dem physischen Heilen gemacht habe.
Meine Nahtoderfahrung schuf eine Verbindung zwischen mir und etwas viel, viel Größerem, als ich es bin. Vielleicht handelt es sich um einen Teil Gottes, die Quelle der Schöpfung. Jedenfalls hat es mich noch nie im Stich gelassen. Meine Angst vor dem Tod habe ich verloren und mit ihr meine Furcht, von der Quelle getrennt zu werden. Ich bin längst nicht mehr der Auffassung, dass die Quelle nur denen zugänglich ist, die einer bestimmten Religion angehören. Die heilsame Gegenwart der Quelle steht allen offen.
Und wie steht es um die Zellen? Ist nach meinem Ausscheiden aus dem Labor meine Liebe zu ihnen erhalten geblieben? Tatsächlich bedeuten die Zellen mir jetzt sogar noch mehr als vorher. Schließlich beginnt körperliche Gesundheit in den Zellen. Beim Heilen *muss* es um Zellen gehen, denn jede Krankheit nimmt auf der Zellebene ihren Anfang.

Beim Heilen muss es um Zellen gehen, denn jede Krankheit nimmt auf der Zellebene ihren Anfang.

Wussten Sie schon, dass individuelle Zellen nur selten alle auf einmal krank werden? Mit einfachen Praktiken können Sie verletzte Zellen auf den Weg zur Genesung bringen. Bei Jerry beispielsweise, einem meiner ersten Patienten, war gerade Multiple Sklerose diagnostiziert worden. Ihm war die Kraft in seiner rechten Hand weitgehend abhandengekommen, und Jerry – er war Bauarbeiter – konnte einen Hammer nicht mehr sicher führen. Das Sehvermögen seines rechten Auges war gelegentlich getrübt, und die Tatsache, dass er sich auf diese einfachen Körperfunktionen nicht mehr verlassen konnte, frustrierte ihn zutiefst. Gemeinsam arbeiteten wir an seinem Heilungsprozess, und schon nach zwei Wochen war sein Sehvermögen wiederhergestellt. Wenige Monate später betrat Jerry eines Tages meinen Behandlungsraum und hielt einen schweren Wasserkrug in seiner rechten Hand. Ein breites Grinsen lag auf seinem Gesicht. Erst vor kurzem noch hätte er in der rechten Hand nicht einmal eine Orange halten können. Nun waren seine Augen und die Nervenzellen in seinem Körper geheilt.

Je mehr Sie über Ihren Körper – und über die Zellen in ihm – wissen, desto bereitwilliger werden Sie den Wert und die Heiligkeit allen Lebens zu schätzen wissen. Statt gegen den Körper und unseren Aufenthalt hier auf Erden anzukämpfen, begreifen Sie den Körper als heiligen Tempel der Seele und als Ausdruck Ihres Bewusstseins. Diese Erkenntnis ist der erste Schritt auf dem Weg zur Fülle und zur Einheit von Seele und körperlicher Existenz – zu einer nahtlosen Verbindung zwischen Seele und Zelle.

2
Der Kern der Dinge

In den ersten Jahren nach meiner Nahtoderfahrung wünschte ich mir, ich könnte an diesen Ort des Friedens und der Liebe zurückkehren. Ich fragte mich, warum ich den Himmel hatte sehen dürfen und dann doch zurück in die physische Welt geworfen worden war.
Ich bat um Führung: »Hilf mir zu verstehen. Hilf mir!« Um Antworten empfangen zu können, musste ich meine Meditationspraxis ändern. Statt mich von meiner Vorstellungskraft, von Trommelrhythmen oder dem Duft von Rosen so weit wie möglich aus meinem Körper tragen zu lassen, konzentrierte ich mich darauf, in meinem physischen Körper zu bleiben. Ich zupfte und ruckte an meinem höheren Bewusstsein, um es Stück für Stück aus meinem tiefsten Inneren hervorzuholen. Und ich begann, hier auf Erden ein bisschen mehr Himmel zu spüren. Daraus entwickelte ich eine Methode mit zwei Schritten, die es mir erlaubt, im Alltag mit meinem höheren Bewusstsein in Verbindung zu treten.

Erster Schritt

Beginnen Sie, indem Sie sich in Wertschätzung üben, denn dies macht Sie empfänglich für gute Dinge. Dankbarkeit führt zu Hingabe und diese wiederum zu einem

Mitgefühl, das ganz natürlich als tief wirksame Heilenergie aus dem Herzen fließt. Der Versuch, Ihren eigenen Körper zu heilen oder einem anderen Menschen bei dessen Heilung zu assistieren, ist zum Scheitern verurteilt, wenn es Ihnen an Respekt und Wertschätzung für Ihren eigenen physischen Körper und für die physische Welt mangelt. Wer die Wünsche seines Herzens und die Mission seiner Seele erfüllen will, muss im Hier und Jetzt gegenwärtig und sich seines Körpers bewusst sein.

Dankbarkeit führt zu Hingabe und diese wiederum zu einem Mitgefühl, das ganz natürlich als tief wirksame Heilenergie aus dem Herzen fließt.

Der menschliche Körper ist ein Wunder und verdient aufrichtige Wertschätzung. Sie besitzen allein mehr als hundert Billionen Körperzellen, was die Anzahl der gesamten Weltbevölkerung um das Anderthalbtausendfache und die Zahl der Sterne in der Orion-Galaxie um das Tausendfache übersteigt. Die Zellen sind in *Aktionsgruppen* – oder Geweben – zusammengefasst, von denen jede ihre eigene Form, Größe, Aufgabe und Zellteilungs- beziehungsweise Zellerneuerungsgeschwindigkeit hat. Billionen von Zellen kooperieren, damit Sie leben können.
Lassen Sie es zu, dass Wertschätzung Ihren Körper erfüllt und erwärmt. Laden Sie Ihr höheres Bewusstsein, Ihren Geist ein, sich noch deutlicher zu zeigen. Sinnen Sie über sich selbst auf neue Weise nach, und verwenden Sie dabei Formulierungen wie »eins mit dem Universum«, »ruhend in der Leuchtkraft« oder »im Tempel des Heiligen Geistes«.

Brücke zur Heilung

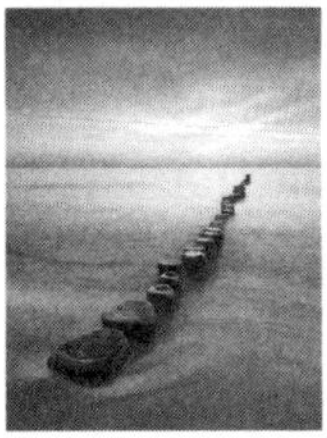

Nehmen Sie sich einen Augenblick Zeit, um sich auf vier Eigenschaften Ihres Körpers zu konzentrieren, die Sie wertschätzen. Halten Sie Ihre Gedanken in einem Tagebuch fest, damit Sie die Möglichkeit haben, sich immer wieder mit ihnen zu beschäftigen.

Zweiter Schritt

In zahlreichen Traditionen wird der Atem als sehr wirksame Meditationshilfe betrachtet. Nutzen Sie ihn, um Ihr Bewusstsein von den höheren Aspekten Ihrer selbst zu erweitern. Mitunter erscheint das Gefühl für das eigene Selbst oder die eigene Seele weit entrückt, so als müsse es zurückerobert werden. Laden Sie alle Teile Ihres wahren Selbst ein, in Ihr Herz zurückzukehren.

Brücke zur Heilung

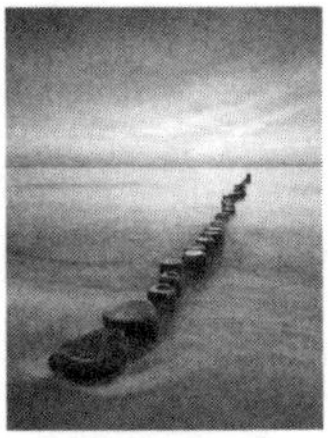

Gestatten Sie es Ihrem Atem, Ihre Brust zu füllen, während Sie von Ihrem eigenen Geist erfüllt werden. Stellen Sie sich bildlich vor, wie Sie sich ausdehnen und sich mit den Eigenschaften Ihres höheren Bewusstseins anfüllen. Lassen Sie sich von Weisheit und Mitgefühl für sich selbst und alle Geschöpfe durchdringen. Angefangen bei seiner größten Ausdehnung bis hin zu seinem kleinsten Teilchen ist das Universum erfüllt von Lichtenergie und Weisheit. Die vier wichtigsten Eigenschaften des Universums helfen uns, Zugang zu unserem elementaren Heilvermögen zu erlangen: Mysterium, Kreativität, dynamisches Gleichgewicht von Energiefluss und Ordnung sowie Elastizität.

Mysterium

Große Bereiche des Universums sind für unser Auge sichtbar, doch noch größere bleiben im Verborgenen. Eine gegenwärtige Schätzung besagt, dass wir lediglich vier Prozent aller Materie und Energie wahrnehmen können, und das nur, weil sie in irgendeiner Form Licht reflektieren oder abstrahlen. Gewaltige sechsundneunzig Prozent des Universums entziehen sich unserem Blick, denn sie sind nicht Bestandteil des für uns sichtbaren Spektrums, sie sind für uns unsichtbare Materie. In engen Grenzen haben wir alle eine Vorstellung davon, was das Universum ist. Doch nach den Antworten auf die großen Fragen müssen wir noch immer suchen. Wie viel entzieht sich unserem Forschen? Wer kann sich die unermesslichen Entdeckungen, die wir noch machen werden, auch nur ausmalen? Wie viel von dieser phänomenalen Energie steht für Heilzwecke noch zur Verfügung?

Kreativität

Das Universum erschafft sich unablässig selbst neu. In der winzigen Welt des Protons, dem positiven Kern eines jeden Atoms, wird in jedem Sekundenbruchteil im Hexenkessel der Schöpferkraft gerührt. Genauso wie im grenzenlosen All, das man einmal für unermessliches Nichts, ein Vakuum hielt, ist auch im Inneren eines Protons eine riesige Energiemenge enthalten. In jeder *Nanosekunde* – eine Zeiteinheit, die so klein ist, dass sich mehr als eine Million Nanoereignisse während eines einzigen Lidschlags ereignen – entsteht »Etwas« aus der Energie in dem Proton. *Ein* solches »Etwas« ist ein *Gluon*. Man weiß, dass Gluonen die Welt in ihrer Substanz im Inneren zusammenhalten. Sie blitzen auf und verschwinden. Nur einen Sekundenbruchteil lang existieren sie in Protonen.

Das Universum erschafft sich unablässig selbst neu.

Stellen Sie sich die Trillionen Zellen in Ihrem Körper vor, und denken Sie daran, dass allein Ihr Körper mehr Zellen enthält, als es Lebewesen auf der Erde gibt. Allein schon die Vorstellung, aus wie vielen Molekülen sich all diese Zellen zusammensetzen, überfordert unseren Verstand. Fügen Sie dann noch einmal die Trillionen und Abertrillionen Atome hinzu, aus denen jedes einzelne Molekül besteht.
Im Herzen jedes Atoms befindet sich eine Energiequelle, die unablässig Gluonen erschafft und auflöst. Folglich ist der Fluss der Kreativität eines der am tiefsten in Ihnen verankerten Muster. Jeder Mensch verwertet unablässig eine astronomische Energiemenge, um sein Leben zu erneuern und seine Gesundheit zu erhalten.

Dynamisches Gleichgewicht

Der Kosmos befindet sich im ständigen Fluss – neue Sterne entstehen und alte verlöschen. Das Universum hält Schöpfung und Zerstörung in einem geordneten und eleganten Gleichgewicht. Man stellt sich das Universum nicht mehr länger als einen riesigen Wecker vor, der irgendwann zu Anbeginn der Zeit aufgezogen wurde und nun ins Nichts hinein ausläuft.
Der menschliche Körper ist ein System, das sich ebenfalls im Fluss befindet, das unablässig Input und Output ausgleicht. Ein gesundes System ist weder den Launen des Zufalls überlassen noch einer rigiden Kontrolle unterworfen, sondern es ist aufs schönste geordnet und erhält ein

fließendes Gleichgewicht aufrecht. Eine solche Struktur fördert Stabilität und Anpassungsfähigkeit zugleich. So ermöglicht beispielsweise der Aufbau unserer Muskeln hochkomplexe Bewegungsabläufe.

Das Universum hält Schöpfung und Zerstörung in einem geordneten und eleganten Gleichgewicht.

Was geschieht zum Beispiel, wenn Sie Ihr Bein heben wollen? Das zentrale Nervensystem schickt einen entsprechenden Befehl in Form elektrochemischer Signale an die Muskeln Ihres Beines. Die Muskelzellen sind Bündel aus Muskelfasern, die aus sogenannten Myofibrillen bestehen, in denen sich wiederum fadenartige Eiweißmoleküle befinden. Diese Eiweiße reagieren auf die elektrochemischen Signale aus den Nervenzellen und bewirken die Kontraktion des Muskels – das Anheben des Fußes – und dann die Relaxation des Muskels, um den Fuß wieder auf den Boden zurückzusetzen.

Mit Hilfe der Biochemie werden komplizierte Bewegungsabläufe ermöglicht. Diese Wunder nehmen wir viel zu oft als gegeben hin. Stellen Sie sich vor, Sie müssten all die kleinen Abläufe in Ihrem Körper erst durchdenken, bevor Sie auch nur einen Schritt machen könnten. Und dann machen Sie sich klar, wie viele Schritte Sie jeden Tag machen.

Gleichgültig, wie sehr Ihr Körper auch aus dem Gleichgewicht geraten ist, in sich trägt er alle erforderlichen Informationen, um seine Balance wiederzufinden. Zu lernen, wie man zu friedlichem, gesundem Gleichgewicht zurückfindet, ist eines der Geschenke, das wir der Brücke zur Heilung verdanken.

Gleichgültig, wie sehr Ihr Körper auch aus dem Gleichgewicht geraten ist, in sich trägt er alle erforderlichen Informationen, um seine Balance wiederzufinden.

Elastizität

Vor vielen hundert Jahren blickten unsere Vorfahren in den Nachthimmel und stellten fest, dass sich die Sternenkonstellationen wiederholen. Da die Gestirne nach einem vorhersagbaren Muster rotieren, schien die Vorstellung von einer Scheibe naheliegend, auf der sich Sterne und Planeten im Kreis bewegen. Der schwarze Raum, in dem die Sterne unterwegs waren, schien leer zu sein, und deshalb hielt man ihn für leer.

Wie anders unsere Auffassung heute doch ist! Heute wissen wir, dass vermeintlich leerer Raum vor lauter Energie vibriert und dass der Himmel keineswegs starr ist. Ununterbrochen entstehen neue Sterne, alte explodieren und schwarze Löcher fressen alles auf und zerschlagen jegliche Materie, die es wagt, in ihre Nähe zu kommen. Mit seiner grenzenlos einfallsreichen Unverwüstlichkeit erneuert und flickt sich das Universum ununterbrochen.

Unser Körper verfügt über die gleiche Art von Unverwüstlichkeit. Kleine Verletzungen bremsen uns nur kurze Zeit. Sobald man sich in den Finger schneidet, wird eine Abfolge komplexer Schritte in Gang gesetzt, die dafür sorgen, dass die Blutung aufhört, dass die Wunde sich schließt und dass sich neuen Zellen bilden, die nach und nach die beschädigten Zellen ersetzen. Die Wunde heilt.

Während größerer Heilungsprozesse besinnt sich der Körper auf seine Unverwüstlichkeit, um die Zeit zu verkürzen, die für die Heilung erforderlich ist, und um unseren Geist für die Dauer des Prozesses zu ermutigen.

Brücke zur Heilung

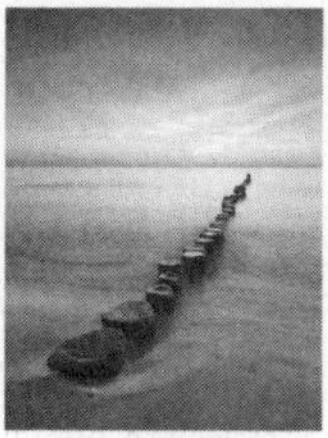

Blättern Sie vor bis zu dem Bild auf Seite 80, oder halten Sie Ihre Gedanken zu den vier wichtigsten Eigenschaften des Kosmos in Ihrem Tagebuch fest: Mysterium, Kreativität, dynamisches Gleichgewicht von Energiefluss und Ordnung sowie Unverwüstlichkeit. Ihre Wahrnehmung dieser vier Aspekte kann sich von einem Tag auf den anderen ändern. Diese Übung können Sie als Basis Ihrer Meditation regelmäßig wiederholen.

3
Blockierungen aus dem Weg räumen

Zu Beginn meiner Heilerkarriere dachte ich, es sei meine Aufgabe, zu meditieren, mich mit Heilenergie vollzusaugen und dann meine Klienten mit ihr zu überschütten – so gut ich konnte. Gelegentlich waren die Folgen erstaunlich: Arthritis kam zum Stillstand, Krebs zog sich zurück. Doch meistens war zwischen dem Ergebnis und dem Einsatz kein direkter Zusammenhang erkennbar. Manchen Patienten wurde sogar schlecht.

Ich zerbrach mir den Kopf über diese widersprüchlichen Ergebnisse und suchte nach Antworten. Ich fand heraus, dass Menschen, die einige Erfahrung mit spirituellen oder meditativen Praktiken hatten, Energie in größerem Maß empfangen und nutzen konnten. Hingegen hatten Meditationsanfänger und Menschen, die spirituell unerfahren oder mit alternativen Heilverfahren nicht vertraut waren, mit den größten Schwierigkeiten zu kämpfen. Als ich Rat bei einem chinesischen Arzt und Akupunkteur suchte, erfuhr ich zum ersten Mal etwas über Energieblockierungen, für die in seiner Tradition ein so tiefgreifendes Verständnis herrscht. Energieblockierungen verhindern Heilung, egal wie viel Energie zur Verfügung steht. Dieses neue Wissen half mir, mir die unterschiedlichen Ergebnisse meiner Heilversuche zu erklären.

Energieblockierungen verhindern Heilung, egal wie viel Energie zur Verfügung steht.

Ich erkannte, dass es nicht ausreichte, meinen Patienten meine Heilenergie zur Verfügung zu stellen. Ich musste außerdem herausfinden, wo sich ihre Energieblockierungen befanden, und sie beseitigen. Je genauer es mir gelang, sie zu orten, desto erfolgreicher verlief die Heilung. Ich bediente mich eines Pendels, das sich drehte, wenn ich es über einen blockierten Bereich hielt. Für mich erwies sich diese Methode als sehr zuverlässig. Schon bald brauchte ich das Pendel nicht mehr, ich konnte die blockierten Stellen mit den Händen wahrnehmen. Ehemals kranke oder verletzte Körperregionen strahlten einen kalten Luftzug oder Hitze ab. Manchmal gelang es mir sogar, die Blockierungen mit den Augen zu sehen, oder ich wusste einfach, wo die Beschwerden ihre Ursachen hatten.

⊙⊙⊙

Als Jocelyn meinen Behandlungsraum betrat, liefen ihr die Tränen über das Gesicht. Sie ließ sich auf das Besuchersofa fallen, bearbeitete mit den Händen hektisch eines der himmelblauen Kissen und fing sofort an zu erzählen. »Vor einem Monat hat man bei mir Brustkrebs festgestellt. Bei meiner Operation vor drei Wochen fand der Arzt einen sehr aggressiven Tumor. Ende dieser Woche soll ich mit der Chemotherapie anfangen. Aber ich habe gelesen, dass ich die Ursache für den Krebs herausfinden muss, bevor die Heilung einsetzen kann.

Ich weiß nicht, wo ich suchen soll. Als ich sechzehn war, hat mich mein Bruder sexuell missbraucht. Danach war ich zu meiner jüngeren Schwester unausstehlich. Werde ich dafür bestraft? Womit habe ich meinen Krebs nur verursacht?«

⊙⊙⊙

Ohne Zweifel sind immer viele Faktoren am Zustandekommen einer Krankheit beteiligt, darunter emotionale Traumata, genetische Prädisposition und der Einfluss von Umweltgiften. Jedoch neigen wir dazu, die Krankheit auf eine einzige Ursache zurückzuführen, insbesondere auf eine, die anderen die Verantwortung oder uns die Schuld zuschiebt.

Jocelyns große Emotionalität und die sie verzehrenden Schuldgefühle verursachten unvergleichlichen Stress. Die gefährlichsten Auswirkungen von Stress jedoch sind eine Unterdrückung des Immunsystems und eine verminderte Regeneration bzw. Neubildung der Nerven (Neurogenese). Beides kann die Selbstheilungsfähigkeit des Körpers blockieren.

Zwar konnte Jocelyn die Ursache für ihre Krankheit nicht finden, doch es war offensichtlich, dass der Stress, unter dem sie stand, ihr nicht guttat und ihre Genesung verhinderte. Verwirrt und aufgewühlt, wie sie von der Operation, angesichts der bevorstehenden Chemotherapie und der zusätzlichen Behandlungen war, schaffte sie es kaum, den Alltag zu bewältigen. Meine Aufgabe war es, ihr Mittel und Wege an die Hand zu geben, um ihren Stress zu reduzieren. Dafür sollte sie sich vorstellen, dass sie an ihrem Lieblingsstrand spazieren geht, das Rauschen des Meeres hört, die frische salzige Luft einatmet und die Wärme der Sonne auf ihren Schultern spürt. Außerdem nutzten wir andere Bilder, die sie frei auswählen und nach ihren Vorstellungen verändern konnte, um sich den Prozess ganz und gar zu eigen zu machen. Auf diese Weise gewann sie nicht nur ihren Seelenfrieden zurück, sondern konnte schließlich auch ihre Schuldgefühle abbauen und die Vorstellung, sie werde für etwas bestraft.

Monate später, als sie ihre Chemotherapie hinter sich hatte, blickten wir zurück auf den Ausbruch ihrer Krankheit, um herauszufinden, was für sie daraus zu lernen war.

»Ich habe neue Einblicke in mein Leben gewonnen«, sagte sie. »Ich bin ein guter Mensch und verfüge über Gaben, die ich in den Dienst anderer stellen kann. Ich bin für viele Menschen wichtig. All die ›Dinge‹, die ich in meinem bisherigen Leben angehäuft habe, bedeuten mir jetzt viel weniger. Materieller Besitz ist für mich kein Lebensziel mehr. Meine Prioritäten haben sich verändert. Jetzt freue ich mich und fühle mich frei genug, um mein Leben mit den Menschen, die ich liebe, zu genießen. Mit deiner Hilfe konnte ich mir die Heilmeditationen zunutze machen und sie in Verbindung mit der bestmöglichen medizinischen Behandlung gegen meine Krebserkrankung einsetzen.«

Jocelyns entscheidende Blockierung war ihre Überzeugung, dass ihre Krankheit als Bestrafung zu verstehen sei. Sobald es ihr gelungen war, diese Einschränkung zu überwinden, reagierte ihr Körper. Sie hatte weniger unter den Nebenwirkungen der Chemotherapie und unter der üblichen Erschöpfung zu leiden, und sie fühlte sich jetzt insgesamt sehr viel besser. Ihr Vertrauen darauf, dass eine gute Zukunft vor ihr lag, wuchs. Das Ergebnis ihrer Krankheit war – neben ihrer wiederhergestellten Gesundheit – ein gehöriges Maß neuer Erkenntnisse über sich und ihr Leben. Überzeugungen sind ein mächtiger Bremser, genauso gut können sie uns jedoch auch in eine belebende Freiheit führen.

Einschränkende Überzeugungen behindern emotionale, physische und spirituelle Heilung. Doch die angestaute

Energie kann wieder in Fluss gebracht werden. In diesem Kapitel lernen Sie, solche Blockierungen aufzuspüren und sie aufzulösen.

Emotionale Blockierungen auflösen

Es ist Jahrzehnte her, da kehrten die amerikanischen Soldaten aus Vietnam zurück, die meisten mit einer posttraumatischen Belastungsstörung. Manche von ihnen versteckten sich unter dem Tisch, wenn sie laute Geräusche hörten, manche reagierten defensiv oder aggressiv, wenn sie sich erschreckten, andere versanken in Depression. Traditionelle Psychotherapieformen, die verlangen, dass man sich an das Trauma erinnert, es mit allen dazugehörigen Gefühlen noch einmal durchlebt und über es hinausgeht, zeigten keine Wirkung. Ja, den Veteranen ging es danach sogar noch schlechter. Sich an das Entsetzen des Krieges zu erinnern, riss ihre emotionalen Wunden immer wieder auf und konnte sie nicht heilen.

Warum konnte die Psychotherapie nicht helfen? Der Teil des Gehirns, den wir *Amygdala* nennen, verschließt sich bei einem schweren Trauma. Die Amygdala stellt die Brücke zwischen den Emotionen und den kognitiven Bereichen des Gehirns dar. Ist sie blockiert, dann steuern allein die Emotionen das Verhalten. Keine noch so große mentale Anstrengung vermag diese Reaktion zu verhindern, denn Emotionen und Gedanken sind voneinander abgeschnitten. Diese automatisierte Reaktion ist bei direkter Bedrohung überlebenswichtig. Doch eine schachmatt gesetzte Amygdala blockiert das Gehirn auch dann noch, wenn die Gefahr vorbei ist. Schwere Traumata versetzen das Gehirn in einen Schockzustand. Eine ganze Generation von Therapeuten, allen voran Francine Shapiro, ent-

wickelte Therapieformen, die auf der Basis von Augenbewegungen und Berührungsmustern funktionieren. Eine dieser Vorgehensweisen aus den neunziger Jahren bezeichnet man als REM-Therapie (REM = Rapid Eye Movement). Diese Therapie bringt sichtbare Ergebnisse. Gehirnscans, die vor und nach einer solchen Therapie durchgeführt wurden, zeigen, dass die Amygdala zu ihrer natürlichen Funktion zurückfinden kann und beispielsweise ein Auto mit Fehlzündungen als solches erkennt, anstatt sie als ein Geräusch wahrzunehmen, das Kampfverhalten auslöst. Energieheiler können mit in REM-Therapie ausgebildeten Kräften zusammenarbeiten, um die Blockierung des traumatisierten Gehirns aufzulösen. Die Wiederherstellung des Patienten gelingt viel schneller, wenn sowohl psychologische als auch energetische Komponenten angesprochen werden.
Im Allgemeinen erhalten Psychotherapeuten und Heiler aus dem Gespräch mit dem Klienten und durch Zuhören Informationen über emotionale Blockierungen. Bilder aus der Vergangenheit und die dazugehörigen Erinnerungen können mit der Hilfe eines neutralen Therapeuten aufgelöst werden. Er oder sie muss dazu in der Lage sein, ein sicheres Umfeld der Akzeptanz zu schaffen, darf keine Angst davor haben, den Patienten auf seiner Reise zu begleiten, und darf keine unverrückbaren Erwartungen an das Therapieergebnis haben. Sobald eine Atmosphäre des Vertrauens und der Sicherheit hergestellt ist, werden emotionale Blockierungen so offensichtlich, dass man sie geradezu mit Händen greifen kann. Möglicherweise steigen in dem Patienten spontan Visionen von traumatischen Ereignissen auf. Detaillierte Informationen können bei der genauen Rekapitulation des Ereignisses hilfreich sein.

Das Abschälen emotionaler Blockierungen bringt die Macht des Selbst wieder zum Vorschein.

Das vorsichtige Entfernen aller Barrieren vertieft die Auflösung des Traumas und gestattet es dem Gehirn, wieder die normalen Zusammenhänge herzustellen. Das Abschälen emotionaler Blockierungen bringt die Macht des Selbst wieder zum Vorschein. Die Gaben, die unter der Last der Blockierungen wie begraben waren, können frei zum Ausdruck gebracht werden und Freude schenken.
Von welchen Emotionen werden Sie blockiert? Welche Vorstellungen, die Sie von sich selbst haben, dienen Ihnen nicht mehr länger? An welche Überzeugungen, die Ihnen das Gefühl geben, dass Ihnen in Ihrem Leben nichts Gutes zusteht, klammern Sie sich fest?

Brücke zur Heilung

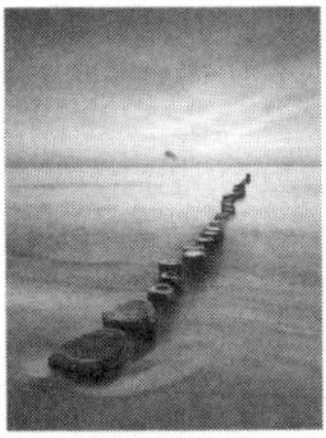

Denken Sie über die Emotionen oder Überzeugungen nach, die Ihnen nicht mehr nützen. Vielleicht erschien Ihnen irgendwann einmal eine bestimmte Überzeugung oder Reaktion erforderlich, doch jetzt behindert sie Sie im freien Ausdruck Ihres Selbst oder der Person, zu der Sie sich entwickelt haben.

Viele mitfühlende Menschen ergreifen Heilberufe und haben hochgesteckte Erwartungen. Doch nach einer Weile wird die Krankenschwester mürrisch, der Arzt ruppig und die Therapeutin abgestumpft. Eltern und Betreuungspersonen scheinen ebenfalls anfällig für derartige Entwicklungen zu sein. Die Last der Emotionen anderer Menschen aufzunehmen und Tag für Tag mit uns herumzuschleppen, laugt uns aus, wir laufen Gefahr, vollständig auszubrennen. Meditationen für die Beseitigung von Blockierungen vermögen die Lust am Leben und an der Arbeit neu zu wecken. Diese Wirkung lässt sich durch gesundes Essen, genügend Bewegung und regelmäßiges Ausruhen noch steigern.

Brücke zur Heilung

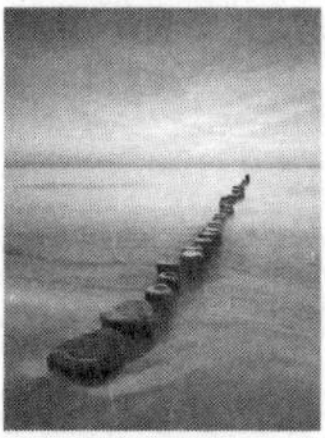

1. Wenn Sie dazu neigen, die Emotionen anderer Menschen in sich aufzunehmen, dann legen Sie in Ihrem Tagebuch eine Liste der Gefühle an, von denen Sie meinen, dass sie nicht die Ihren sind.

2. Nutzen Sie die Fotos vom wolkenverhangenen Mount Baker auf Seite 84 und 85 als Metapher für blockierte Gefühle – entweder Ihre eigenen oder jene, die Sie mitfühlend von anderen auf sich genommen haben. Lassen Sie es zu, dass Ihre emotionalen Blockierungen hinauf in den Himmel der Transformation schweben, als befreiten Sie den Berg von den Wolken. Setzen Sie den Prozess fort, indem Sie nacheinander alle Emotionen von der Liste in Ihrem Tagebuch freisetzen.

Physische Blockierungen auflösen

Elli humpelte auf Krücken in mein Behandlungszimmer. Sie hatte einen Termin vereinbart, um über andere Dinge zu sprechen, doch nun hatte sie sich bei einem Skiunfall ein Bein gebrochen, und dies nahm ihre ganze Aufmerksamkeit in Beschlag. Sie war zum ersten Mal bei mir, und nachdem ich ihre Daten aufgenommen hatte, half ich ihr auf den Behandlungstisch. Dieser ist eine Massageliege mit einer weichen Auflage, als Decke verwende ich einen handgemachten Quilt. Schließlich lag Elli bequem auf der Liege, entspannte sich und seufzte erleichtert.

Der erste Schritt bei jedem Heilverfahren ist für mich die Suche nach Blockierungen. Ich hielt meine Hand in einem Abstand von ungefähr fünfzehn Zentimetern über ihren Körper und bewegte sie langsam über den Kopf, die Arme entlang, dann über ihren Rumpf und schließlich über beide Beine. An einer bestimmten Stelle über ihrem Bein hielt meine Hand an, als sei sie gegen eine unsichtbare Mauer gestoßen. Ich fragte Elli, ob sich dort der Bruch befände, und sie bejahte.
Ich versuchte die Blockierung auszuräumen, weil ich annahm, dass die dort angestaute Energie auf das Trauma des Unfalls zurückzuführen sei, doch ich konnte nichts bewirken. Plötzlich überkam mich ein merkwürdiges Gefühl. Ich konnte die Knochen in Ellis Unterschenkel sehen. Die beiden Teile des Schienbeins trafen an der Bruchstelle nicht genau zusammen. Versuchen Sie sich vorzustellen, wie merkwürdig ich mich fühlte, als ich Elli erklärte, ich könne in das Innere ihres Beines sehen und sie müsse zum Arzt gehen und den Bruch noch einmal richten lassen.
Zwei Wochen später sahen wir uns wieder. Eine Röntgenaufnahme hatte bestätigt, dass ihr Bein nicht richtig ausgerichtet war. Diesmal waren eine Operation und Nägel aus Titan erforderlich gewesen, um den Schienbeinknochen zu richten. Als ich dann die durch den Eingriff verursachte Blockierung aufgelöst hatte, konnte ich den gesunden Energiefluss in ihrem Körper spüren. Ich konzentrierte mich darauf, den natürlichen Heilungsprozess zu beschleunigen, und Elli wurde wieder vollständig gesund. Schon bald konnte sie auch wieder Sport treiben.

⊙⊙⊙

Mit Jeremys Verletzung war es eine andere Geschichte. Er hatte sich während eines Fußballspiels mit Freunden, die wie er alle Anfang zwanzig waren, das Fußgelenk gebrochen. Der Bruch war nach Aussagen des Arztes so gut geheilt, wie man es unter den gegebenen Umständen erwarten konnte. Doch acht Monate nach dem verhängnisvollen Spiel humpelte Jeremy noch immer und hatte Schmerzen. Jeremy hoffte, dass ihm Energieheilung Erleichterung verschaffen würde. Schließlich lag sein Leben ja noch vor ihm, und er brauchte ein funktionstüchtiges Fußgelenk.

Der behandelnde Orthopäde hatte einen Knochensporn als Ursache für die Beschwerden festgestellt. Er hatte alles getan, was in seiner Macht stand: Operation der ursprünglichen Verletzung und monatelange Ruhigstellung des Gelenks in einem Gips. Nun wusste er keinen Rat mehr und konnte Jeremy nur noch Schmerzmittel verschreiben.

Nun war Jeremy bei mir und entspannte sich auf der Behandlungsliege. Er hatte seinen Strumpf ausgezogen und das Hosenbein bis unter das Knie hochgerollt. Ich führte meine Hände über seinen verletzten Knöchel. Nach ein paar Minuten begann sein Unterschenkel zu schwitzen und sich gespenstisch weiß zu verfärben. Sein restlicher Körper zeigte keinerlei Reaktion. Meine Hände fühlten sich an, als seien sie mit glühend heißen Nadeln gespickt. Ich setzte meine Bewegungen über seinem Unterschenkel fort und das Gefühl verschwand langsam. Mehrere Sitzungen lang arbeiteten wir auf diese Weise, bis der Knochensporn gänzlich verschwunden war.

Osteoblasten sind Zellen, die dem Knochenaufbau dienen, *Osteoklasten* bauen überflüssiges Knochengewebe ab. Beide gemeinsam sorgen dafür, dass ein Knochen stark bleibt und seine Form behält. Über die Heilarbeit hinaus-

gehend, zeigte ich Jeremy, wie er seine Osteoklasten in der Meditation zur Mithilfe bei der Heilung auf der Zellebene heranziehen konnte.
Diese Technik und unsere gemeinsame Heilarbeit ermöglichten eine Wiederherstellung des Gelenks, die weit über das hinausging, was der Arzt hätte erreichen können. Jeremys Schmerzen verschwanden, sein Gelenk wurde wieder vollständig beweglich. Er konnte sogar wieder Fußball spielen.

⦿⦿⦿

Aufgrund von Verletzungen, Infektionen oder anderen Erkrankungen kann es überall im Körper zu Blockierungen kommen. Die Auflösung dieser Energieblockaden führt nicht zwangsläufig zur Genesung. Doch stellt sie eine wertvolle Vorarbeit für alle nachfolgenden Schritte dar, denn ein offenes System, in dem die Energie frei fließen kann, ist die beste Voraussetzung für jegliche Heilung.
Eine Vielzahl von Empfindungen können Hinweise auf eine physische Blockierung des Energieflusses sein. Möglicherweise spüren Sie Schmerzen, Hitze, Kälte oder ein unangenehmes Prickeln. Oder Sie haben das diffuse Gefühl, dass irgendetwas nicht stimmt. Jeder der fünf Sinne vermag Blockierungen im Körper wahrzunehmen. Sichtbare oder hörbare Informationen empfangen Sie möglicherweise in Form von Visionen wie etwa dichter roter Rauch oder Schmerzensschreie während der Meditation oder im Traumzustand.
Manche Menschen übernehmen unbeabsichtigt die Blockierungen anderer, absorbieren ihren Schmerz und werden schließlich krank. All das abzustoßen, was nicht Ihr Eigenes ist, erhöht Ihre Lebenskraft und stärkt Ihre Fähig-

keit, zwischen Ihren eigenen und den Belangen, die Sie von anderen übernommen haben, zu unterscheiden.

Brücke zur Heilung

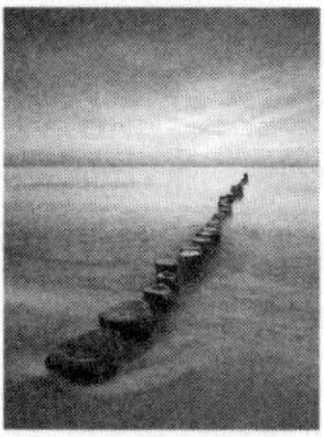

Mit dieser Übung können Sie sich von Blockierungen und unerwünschter Energie befreien. Führen Sie Ihre Hände über die leidende Körperpartie, und stellen Sie sich dabei vor, dass sie die unerwünschte Energie zur Transformierung oder Neutralisierung in die Erde leiten. Danach waschen Sie Ihre Hände in warmem Wasser und reinigen sich von allem, was Ihnen nicht mehr dient.

Die überlieferten Praktiken fremder Kulturen können sehr hilfreich sein, wenn sie an moderne Gegebenheiten angepasst werden. Eine von Schamanen entwickelte rituelle Zeremonie hat sich bei der Auflösung physischer Blockierungen als besonders hilfreich erwiesen. In schamanistisch orientierten Kulturen beugt sich auch heute noch der Heiler oder Schamane – wie schon sein Urgroßvater vor ihm – über den Kranken und macht saugende Geräusche mit dem Mund. Er saugt die Krankheit aus dem Kranken heraus in seinen Mund und befreit ihn auf diese Weise von ihr. Der Schamane spuckt den Geist der Krankheit in ein kleines Gefäß, das zerschlagen oder ins Feuer geworfen wird. Dieses Ritual löst Blockierungen auf und stimuliert die natürliche Selbstheilung des Körpers. Der Schamane ist immer bestrebt, die Krankheit einer höheren Macht zur Transformation zu überantworten.

Brücke zur Heilung

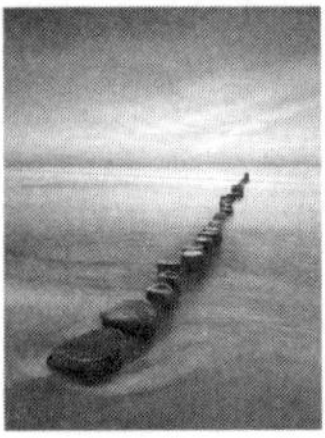

Das oben beschriebene schamanische Heilverfahren kann an moderne Verhältnisse angepasst werden.

1. Wie auf Seite 86 dargestellt wird, ist es möglich, jede physische Blockierung mittels Visualisierung aufzulösen. Die bildliche Vorstellung vom Weichwerden und Fortfließen, als schmelze das Eis in der warmen Wintersonne, führt zu stabiler Gesundheit.

2. Stellen Sie sich vor, dass Sie den kleinen Tontopf auf Seite 87 mit dem Geist oder dem Bewusstsein der Krankheit füllen. Entfernen Sie vorsichtig die unerwünschte Energie Ihrer Blockierungen. Bitten Sie um die Transformation der Krankheit und um die Beseitigung aller negativen Auswirkungen. Beschaffen Sie für sich ein zeremonielles Gefäß, und richten Sie einen heiligen Ort ein, an dem Sie sich täglich reinigen.

Spirituelle Blockierungen auflösen

Wie können Sie wissen, ob Sie spirituell blockiert sind? Diese Frage ist schwer zu beantworten, weil spirituelles Unwohlsein nahtlos in die emotionalen und physischen Bereiche des Lebens übergeht. Wenn eine spirituelle Blockierung das Hauptproblem ist, dann können nach ihrer Auflösung die Blockaden in allen übrigen Bereichen nach und nach verschwinden. Wir glauben dann gerne, ein Wunder sei geschehen. Ich habe das wieder und wieder erlebt. Doch haben nicht alle Beschwerden spirituelle Ursachen, und der Versuch, alles vom Niednagel bis hin zu Krebs mittels spiritueller Reinigung in den Griff zu bekommen, ist unrealistisch. Andererseits kann das Klären spiritueller Probleme die Genesung nach einer Operation, Krankheit oder einem emotionalen Trauma beschleunigen.

Ein Hinweis auf spirituelle Gesundheit ist ein innerer Frieden, der so tief ist, dass alltägliche Belange ihm in seinem Kern nichts anhaben können. Spirituell klare Menschen erwachen jeden Morgen voll freudiger Erwartung an den heranbrechenden Tag. Meditation und Gebet sind ihnen so wichtig wie Luft und Nahrung. Sie wechseln leicht von meditativer Ruhe zum Erleben von Einssein und Ekstase. Wer spirituell klar ist, weiß, dass er im normalen Leben ganz und gar präsent sein und zugleich die Verbindung zu seinem spirituellen Kern aufrechterhalten kann. Zum besseren Verständnis möchte ich Ihnen eine persönliche Geschichte erzählen.

Vor mehreren Jahren – ich war mit meiner Arbeit als Heilerin zufrieden, erwachte jeden Morgen freudig und wusste mich von den Menschen meiner Umgebung geschätzt – geschah etwas, das mich meiner Selbstzufriedenheit beraubte. Ich puzzelte gerade im Garten meiner Berghütte umher, als mich drei aufgeschreckte Wespen angriffen und stachen: je eine in die Innenseite meiner Ellbogen und eine in den Nacken. Rasch bildeten sich rote Quaddeln mit einem Durchmesser von mehr als fünf Zentimetern. Wochenlang fühlten sie sich heiß an und juckten. Als ich mich schließlich zu einer Kortisonbehandlung entschloss, bekam ich einen Ausschlag, der von den Armen über die Schultern bis hin zu Brust und Rücken reichte. An erholsamen Schlaf war nicht mehr zu denken.

Trotz der Kortisonbehandlung wollten der Ausschlag und die Beschwerden nicht nachlassen. Hätte das Kortison gewirkt, dann hätte ich nicht das Bedürfnis gehabt, nach tieferen Ursachen zu suchen. So jedoch war ich gezwungen, mich mit der spirituellen Dimension zu befassen, um mir das Ganze erklären zu können.

Heilen heißt, die Lampe so lange hochzuhalten, bis man Gott und das Göttliche in allem und jedem erkennt.

Natürlich war mir klar, dass es die Wespen nicht auf mich persönlich abgesehen hatten. Also beschäftigte ich mich nicht mit dem Ausschlag, sondern konzentrierte mich auf meinen Wunsch, ihn und das Jucken loszuwerden. Diese Konzentrationsübung erwies sich als ein Übergang von einer Lebensphase in eine neue. Meine Energie verlagerte sich. Meine Hingabe an meine Arbeit als Heilerin vertiefte sich; mein Vorsatz, meine Selbstzufriedenheit loszuwerden, wurde stärker. Schon bald ließ der Ausschlag nach, ich schlief wieder gut, das freudige Erwachen kehrte zurück und ich konnte mich kaum noch an die heißen, roten, juckenden Stellen erinnern.
Die spirituelle Heilung kam von innen, als ich mich dafür öffnete, den Vorfall als die Initiation in einen neuen Dienst zu begreifen. Die energetische Reinigung durch freundliche Kollegen half mir zusätzlich, wieder gesund zu werden. Heilen heißt, die Lampe so lange hochzuhalten, bis man Gott und das Göttliche in allem und jedem erkennt.

Brücke zur Heilung

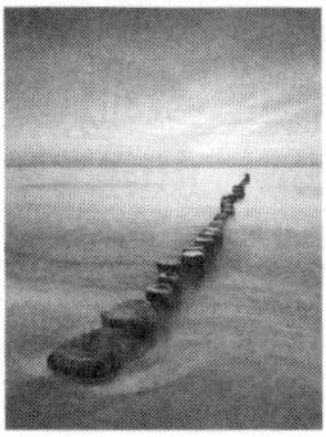

Machen Sie diese zweiteilige Übung, um Ihre spirituelle Heilung zu fördern und schwierige Lebensübergänge zu meistern – Wespen sind nicht erforderlich. Denken Sie immer daran, dass Sie eine Welt fließender Energie und des Segens erwartet.

- Lassen Sie eine tiefe Verbindung mit Ihrer spirituellen Wirklichkeit zu. Es gibt viele Möglichkeiten, um diese Verbindung zu finden: ein Moment der Stille, ein Gebet, eine besondere Visualisierung. Möglicherweise hat Sie ein Engel, ein vierbeiniges Tier, ein Vogel oder ein Geistführer auf den Weg gebracht. Auf den Seiten 88 und 89 finden Sie Beispiele.

- Denken Sie sich selbst ein entsprechendes Gebet aus oder verwenden Sie das nachfolgende Jabez-Gebet, um Ihre Bereitschaft zum Wachstum zu bekräftigen. Wiederholen Sie es häufig.

Das Jabez-Gebet und seine praktische Anwendung

Ach, dass du mich segnest.
Treffen Sie, bevor der Tag beginnt, bevor Sie Visionen und Handlung Raum geben, die bewusste Entscheidung, still zu werden. Bleiben Sie bei dieser ersten Zeile des Gebets, das Jabez sprach, bis Ihr Geist zur Ruhe kommt. Bewahren Sie sich diesen Zustand der Klarheit, indem Sie bei jedem neuen Tagesbeginn diesen Segen annehmen.

Und mein Gebiet mehrtest.
Die Verbindung zum Geist erzeugt einen natürlichen Energiefluss mit der Bereitschaft, zu dienen. Die Gaben des Einzelnen lassen ihn erstrahlen. Noch während Sie diese zweite Zeile des Gebets sprechen, werden neue Gelegenheiten, jemandem oder etwas zu Diensten zu sein, hervortreten. Sie können die Worte »Ich bin bereit« hinzufügen.

Und deine Hand mit mir wäre.
Wie oft haben Sie ein lohnenswertes Projekt in Angriff genommen, nur um vor seinem Abschluss jeden Elan zu verlieren? Beten Sie für eine fortdauernde Verbindung, Energie und Inspiration. »Und deine Hand mit mir wäre« kann Sie tragen und dafür sorgen, dass Sie auf dem richtigen Weg bleiben.

Und schafftest, dass mich kein Übel bekümmere.
Diese letzte Zeile des Jabez-Gebets kann individuell interpretiert werden. Sie kann zum Beispiel heißen: Erhalte mir meine Integrität, in meinen Gedanken und Handlungen.

Zwar interpretiert Bruce Wilkinson die Zeilen anders, doch danke ich ihm dafür, dass er über das Gebet des Jabez geschrieben hat und das Augenmerk vieler Menschen auf neue Weise auf dieses Gebet in I. Chronik 4, 10 gerichtet hat.

4

Energiefluss und Seelensignaturen

Es gibt verschiedene Namen für die Lebensenergie, einer von ihnen lautet *Chi*. Der ungestörte Fluss von Chi wird mit dynamischer Gesundheit, sein Fehlen mit Krankheit gleichgesetzt. Die Rückkehr zum ungehinderten Energiefluss findet statt, wenn Blockierungen aufgelöst werden und Körper, Geist und Seele zur gewohnten Klarheit und Offenheit zurückfinden.
Wie ist diese fließende Lebensenergie beschaffen? In der Anfangsphase meiner Arbeit als Heilerin konnte ich Fließmuster erspüren, die sich erstaunlicherweise bei jedem Menschen anders darstellten. Jedes dieser Muster war einmalig, so ähnlich wie Fingerabdrücke und Schneeflocken. Ja, es war mir sogar möglich, die Person und das Thema, mit dem wir uns beschäftigt hatten, in der individuellen Form ihres Energieflusses wiederzuerkennen.

Jeder Mensch verkörpert eine unverwechselbare Variation der universellen Energie.

Wie kann es sein, dass die Lebensenergie so vielgestaltig ist? Ich fragte mich, ob es vielleicht eine Art »energetische Signatur« als Bestandteil der persönlichen Identität geben könnte. Das Resultat meiner Überlegungen waren zwei Grundprinzipien:

1. Jeder Mensch verkörpert eine unverwechselbare Variation der universellen Energie. Jedes individuelle Bewusstsein verfügt über ein natürliches und einzigartiges Muster. Ich bezeichne es als die *Seelensignatur*.
2. Ist ein Mensch gesund, dann fließt Energie unbegrenzt und ungehindert durch seinen Körper. Der Begriff *Energiefluss* umfasst den quantitativen Aspekt der Fließgeschwindigkeit sowie die Ausrichtung der Seelensignatur.

Was aber bedeutet Energiefluss für die Zelle, wenn man berücksichtigt, dass alle Zellen einen permanenten Zu- und Abfluss der für sie überlebensnotwendigen Elemente erleben? Bestandteile dieses wesentlichen Musters sind Wachstum, Reparatur, Vervielfältigung, Reaktion auf Stimuli, das Aufnehmen von Nährstoffen und das Abbauen von Abfallstoffen. Wissenschaftler bezeichnen diesen biologischen Fluss als Homöostase. Dieses relativ stabile Gleichgewicht unterbindet plötzliche Veränderungen, die zum Tod dieser empfindlichen kleinen Lebenseinheiten führen könnten. Ausgeklügelte Rückkopplungskreisläufe sorgen dafür, dass die Zelle die korrekte Temperatur, die vorbestimmte Größe und eine relativ beständige molekulare Struktur beibehält. Nährstoffe und Sauerstoff gelangen in die Zelle hinein, Abfallstoffe verlassen sie. Wenn der Energiefluss aufgrund von Krankheit in großen Bereichen wichtiger Organe unterbunden wird, dann stirbt der Körper als Ganzes.

Das Thema Energiefluss versetzt uns an die empfindliche Schwelle zwischen spirituellen, emotionalen und physischen Belangen. Ein stabiler Energiefluss sorgt dafür, dass wir die Fülle des Seins wahrnehmen, zufrieden durchs Leben gehen und uns morgens auf den vor uns liegenden Tag freuen. Lebensfreude kann plötzliche Ausbrüche von

Dankbarkeit bewirken. Wenn ein gesunder Energiefluss alle Ebenen von der Zelle bis zur Seele erfasst, dann gewinnt die Alltagsroutine an Dynamik, und der Körper reagiert mit besserer Gesundheit. Folglich ist Energieheilung am erfolgreichsten, wenn sie in Verbindung mit der natürlichen Ordnung des Lebens geschieht.

⊙⊙⊙

Ed ließ sich einen Termin bei mir geben, weil ihn das, was ich in einem Radiointerview über Energieheilung gesagt hatte, neugierig gemacht hatte. Er hatte den kalten Hauch des Todes zu spüren bekommen, als er wegen Alkoholmissbrauchs fast gestorben wäre und in eine Klinik eingeliefert wurde. Zum Glück gelang es ihm, sich vollständig von seiner Sucht zu befreien, doch hat er als Folge davon schwere Herzprobleme.

Unsere erste Sitzung schien kaum Wirkung zu zeigen. Ich musste mich sehr konzentrieren, um nur ein wenig von der angestauten Energie zu lösen, die jeglichen Fluss in Eds Körper verhinderte. Zum Glück bemerkten wir immerhin einen kleinen Fortschritt. Nach einigen weiteren Sitzungen begann Ed, auf der körperlichen Ebene zu reagieren. Sein Durchhaltevermögen wuchs und seine ständige Müdigkeit nahm ab. »Ich fühle mich einfach besser«, beschrieb er seinen Zustand.

Wir setzten unsere Einzelsitzungen fort, und Ed nahm darüber hinaus an meinen Kursen teil, um sein persönliches Heiltalent zu fördern. Es machte ihm Spaß, anderen Menschen mit seiner Heilenergie zu helfen. Erfolgreich löste er bei den anderen Kursteilnehmern Energieblockierungen auf und verbesserte ihren Energiefluss. Die Auswirkungen dieser Heilarbeit auf seinen eigenen Körper waren bedeutend; seine Gesundheit verbesserte sich stetig. Ed hatte

eine neue Aufgabe gefunden und bot nun jeden Sonnabend im örtlichen Esoterikbuchladen Energieheilung an. Wir trafen uns weiterhin einmal im Monat und konzentrierten uns darauf, den Energiefluss in seinem Körper zu steigern. Mit der zunehmenden Verbesserung seines körperlichen Zustandes gingen erstaunliche spirituelle Erfahrungen einher. Er sah sich plötzlich schweben, fühlte, wie er sich ausdehnte, und empfand eine große Leichtigkeit. Freude und Staunen ergriffen von ihm Besitz. Jede Sitzung öffnete ihn für neue Ebenen, die sich in seiner fortgeschrittenen Selbstwahrnehmung manifestierten.
Unser Ziel war es, eine bestimmte Energiequalität und einen Energiefluss zu finden, der Ed stabilisieren würde, damit er nach unseren Sitzungen durch den alltäglichen Stress von Arbeit, Einkaufen, Verkehr und Geldsorgen nicht wieder neue Blockierungen entwickelte.
Wenn ich ihm zuhörte, spürte ich die einzigartige Energie, die seinen Wesenskern ausmachte. Ed hatte seine eigenen Engel und Führer, und er besaß das Herz eines Heilers. Doch all dies war verschüttet unter den Jahren, in denen er scharfsinniger Manager und Geschäftsmann war, und unter seiner Alkoholsucht. Bei der Arbeit mit Ed entdeckte ich etwas, was ich inzwischen als die individuelle *Seelensignatur* eines Menschen bezeichne.
Dass Ed sich als Unternehmer sah und das, was er darunter verstand, dienten weder der Gesundheit seines Körpers noch seinem Seelenfrieden. Als wir seine Wesensenergie freilegten, fühlte er sich wunderbar. Ziel des nächsten Schrittes war es, ihn energetisch zu stabilisieren und ihm den Zugang zu seiner Seelensignatur zu ermöglichen. Auch bei diesem Vorhaben hatte ich Gelegenheit, zu erkennen, wie wirkungsvoll Energieheilung ist, wenn sie die individuelle Energie des betreffenden Klienten respektiert und mit ihr im Einklang ist.

Die Seelensignatur speist sich aus den drei Aspekten des Energieflusses, die ich nachfolgend erklären will:

1. die genau festgelegte Vibrationsfrequenz des Energieflusses, die wir freilegen, wenn wir unsere Überzeugungen und Blockierungen von unserem wahren Selbst ablösen
2. die Geschwindigkeit des Energieflusses
3. die Richtung des Energieflusses

Die Vibrationsfrequenz des Energieflusses

Wie wir Farbe wahrnehmen, steht im Zusammenhang mit der Schwingungsrate oder Frequenz der elektromagnetischen Strahlung, die in unser Auge gelangt. Das gesamte Universum schwingt unablässig in den unterschiedlichsten Frequenzen. Doch nur die Schwingungen, die sich im relativ engen Spektrum sichtbarer elektromagnetischer Strahlung befinden, gehen mit einer Farbwahrnehmung einher. Als biologisches System reagiert der Mensch äußerst sensibel auf Licht und Farbe. Diese Eigenschaft wirkt sich auch auf unsere spirituelle Empfindungsfähigkeit aus. Ja, Farben werden in esoterischen Lehren seit Jahrzehnten mit Heilung assoziiert und bei eingeborenen Kulturen bereits seit Jahrhunderten.
Farben werden oft mit den Energiezentren (*Chakras*) des Körpers und mit dem Energiefeld (*Aura*), das den Körper einhüllt, in Verbindung gebracht. Menschen, die diese Farben sehen können, nehmen sie durch *Hellsehen* wahr: ein veränderter Bewusstseinszustand, der es diesem Menschen gestattet, Bilder und Färbungen zu sehen, die das physische Auge nicht wahrnehmen kann.

Die Kernfarbe wird als Lichtsäule wahrgenommen, die sich – etwas darüberliegend – über die gesamte Länge der Wirbelsäule erstreckt.

Als ich vor vielen Jahren mit Farben zu arbeiten begann, erschlossen sich mir immer tiefere Aspekte des Körpers, und irgendwann sah ich die *Kernfarbe*. Sie wird als Lichtsäule wahrgenommen, die sich – etwas darüberliegend – über die gesamte Länge der Wirbelsäule erstreckt. Die Kernfarbe ist Bestandteil der Seelensignatur, dabei jedoch stabiler als die Aura, da sie sich nicht mit jeder neuen Stimmung oder Lebenssituation verändert.

Handelt es sich bei der Kernfarbe um das Spiegelbild unseres innersten Selbst, unserer Seele? Diese Frage kann ich nicht mit letzter Sicherheit beantworten. Jedoch erlebe ich die Kernfarbe mit all ihren wunderbaren Farbschattierungen als Bestandteil der Einzigartigkeit und des Mysteriums des Selbst und als Verbindung zu allem, was ist.

Verändert sich diese Farbe im Verlauf unseres Wachstums und unserer Entwicklung? Auch auf diese Frage kann ich keine definitive Antwort geben. Doch habe ich beobachtet, dass weder in unserem Körper noch in unserer Seele etwas statisch ist und dass wir im Verlauf unseres Lebens unablässig zwischen dem Trost der Stabilität und der Verlockung der Veränderung vor und zurück tanzen. Geheimnisvoll und dynamisch sind auch wir von der harmonischen Frequenzschwankung (Oszillation) des Universums erfüllt. Dabei kann unsere Kernfarbe, dieses Leuchtfeuer inneren Lichts, für unsere Zellen eine Quelle der Heilung sein, sie kann dem Körper die energetischen Frequenzen von Gesundheit vermitteln.

Tabelle 1 nennt einige Kernfarben, außerdem Eigenschaften, die ich bisher mit ihnen in Verbindung bringen konnte. Damit behaupte ich jedoch weder, dass dies die einzigen Farben sind, noch, dass es sich bei meiner Interpretation um die einzig mögliche handelt. Ich wünsche mir, dass die Tabelle Sie inspiriert, sich die Idee von den Kernfarben zu eigen zu machen.

Tabelle 1

Farbe	Eigenschaften
Weiß	beschützt durch göttliche Intervention
Gelb	ausgeprägte mentale Fähigkeit
Golden	Mitgefühl
Rot	Vitalität
Grün	physische Gesundheit
Blau	Klarheit
Indigoblau	Erkenntnis
Regenbogen	Integration von irdischen Werten und spiritueller Anbindung
Violett mit silbernen oder goldenen Einsprenkelungen	Einheit

Vielleicht möchten Sie ja eine eigene Tabelle anlegen, in der Sie Ihre persönliche Beziehung zu der jeweiligen Farbe festhalten.

Brücke zur Heilung

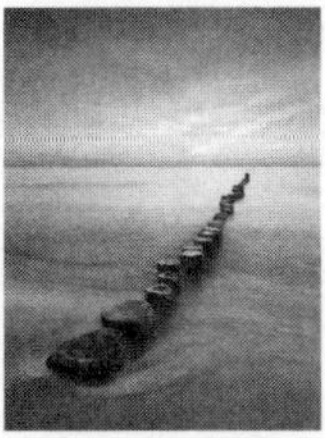

Hier beschreibe ich einige Methoden, wie Sie Ihre Kernfarbe bestimmen können:

- Es kann vorkommen, dass Sie während der Meditation im Kopf eine strahlende Farbe wahrnehmen. Vertiefen Sie Ihre Meditation, und konzentrieren Sie sich auf den Bereich unmittelbar über der Wirbelsäule. Bleibt die Farbe bestehen, dann ist es Ihre Kernfarbe.

- Mitunter wird es geschehen, dass Sie von Erkenntnis, Klarheit, Mitgefühl oder von allem zugleich erfasst werden. Sollte diese Empfindung von einer Farbe begleitet sein, dann besteht eine auf Schwingung beruhende Verbindung, und es könnte sich um Ihre Kernfarbe handeln.
- Möglicherweise nimmt einer Ihrer Mitmenschen Ihre Kernfarbe wahr. So etwa ein Heiler, bei dem Sie eine Sitzung haben. Wenn Sie in Verbindung mit Ihrer Kernfarbe stehen, dann sind Sie erfüllt von Freude, Frieden und Energie.

Die Geschwindigkeit des Energieflusses

Der zweite Aspekt des Energieflusses, aus der sich die Seelensignatur speist, ist seine Geschwindigkeit. Ist sie zu hoch, fühlt es sich rappelig an, ist sie zu niedrig, glaubt man, es gehe nichts voran. Damit Heilenergie integriert werden kann, muss sie in etwa die gleiche Schwingungsrate haben wie der Energiefluss des Klienten.
Stellen Sie sich ein kleines Kinderkarussell auf einer Kirmes vor. Es ist möglich, während der Fahrt aufzuspringen, aber erst müssen Sie eine Weile nebenherlaufen, bis Sie ungefähr die gleiche Geschwindigkeit haben wie das Karussell. Dann können Sie sich an einer der Stangen festhalten und aufspringen. Haben Sie Ihre Sache gut gemacht, dann fliegen Sie mit den Kindern im Kreis. Haben Sie sich jedoch verschätzt, dann liegen Sie vermutlich auf der Nase. Passen Sie also die Fließgeschwindigkeit Ihrer Energie an die lebenspendende Energie des Universums an, um vollkommene Synchronizität zu erreichen.

Passen Sie also die Fließgeschwindigkeit Ihrer Energie an die lebenspendende Energie des Universums an, um vollkommene Synchronizität zu erreichen.

Mit der nachfolgenden Übung können Sie herausfinden, welches die optimale Geschwindigkeit für Ihren Energiefluss ist. Machen Sie sich jedoch klar, dass sie sich von einem Tag auf den anderen ändern kann. Doch Sie haben jederzeit die Möglichkeit, die Übung zu wiederholen, um in einer bestimmten Lebenssituation oder als Vorbereitung auf eine bestimmte Aufgabe die beste energetische Fließgeschwindigkeit zu ermitteln.

Brücke zur Heilung

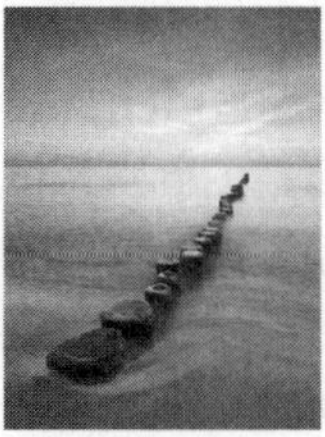

1. Die Geschwindigkeit des Energieflusses variiert mit der Tageszeit, der Lebenssituation und dem Wesen eines Menschen. Jedes Mal, wenn Sie meditieren oder einen Augenblick innehalten, können Sie feststellen, wie schnell Sie sich in Ihrem Kern bewegen. Halten Sie Ihre jeweilige energetische Flussgeschwindigkeit fest.

2. Sobald Sie sich Ihrer inneren Fließgeschwindigkeit bewusst sind, machen Sie sich klar, ob sie sich angenehm anfühlt.

3. Die bewusste Beobachtung Ihres Energieflusses versetzt Sie in die Lage, seine Geschwindigkeit in jeder Situation optimal anzupassen. Ihren Energiefluss finden Sie dort, wo auch Ihr tiefster Atem wohnt. Das stille Gewässer auf Seite 90 und der sprudelnde Bergbach auf Seite 91 illustrieren langsamen und raschen Energiefluss. Welches der beiden Bilder spricht Sie an?

Die Richtung des Energieflusses

Inzwischen haben viele Menschen etwas von der Kundalini-Energie gehört. Motiviert durch Berichte von sagenhaften ekstatischen Erfahrungen, die aus dem aufwärtssteigenden Fluss der Energie von der Wirbelsäulenbasis aus resultieren, wollen auch sie ihre Kundalini »erwecken«. Doch viele Menschen kommen mit dieser Flussrichtung überhaupt nicht zurecht oder sind frustriert, weil sie keine Kontrolle über die Energie haben, sobald sie in die gewünschte Richtung zu fließen beginnt. In meiner zwanzigjährigen Praxis sind mir nur eine Handvoll Menschen begegnet, für die der aufwärtsgerichtete Energiefluss gesund ist. Die meisten Menschen entfalten sich dann am besten, wenn ihre Energie vom Kopf abwärtsfließt. Analog zum Fluss der Nährstoffe und Energien, die das Leben in Ihren Zellen aufrechterhalten, könnte man dieses Muster als *spirituelle Homöostase* bezeichnen. Was hineinfließt, fließt auch hinaus und führt damit zu einem ununterbrochenen Wiederauffüllen von Energie und Inspiration.

Brücke zur Heilung

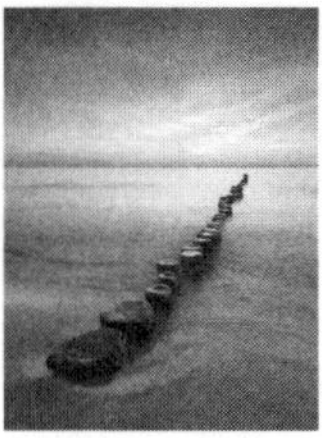

Erzeugen Sie in sich eine bildliche Vorstellung davon, wie sich Ihr Kopf in der Scheitelregion einer Blüte gleich öffnet. Lassen Sie es zu, dass Gottes Kraft der Liebe in Sie hinein- und durch Ihren Körper hindurchfließt. Sie versorgt jede einzelne Ihrer Zellen mit Lebenskraft. Dann stellen Sie sich vor, wie die Energie Sie durch Ihre Füße wieder verlässt.

Wie kann es Ihnen gelingen, den Energiefluss, den Sie während der Meditation oder der Sitzung mit einem Energieheiler spüren, aufrechtzuerhalten? Ja, wie kann es Betreuungs- und Bezugspersonen, Eltern und allen anderen mitfühlenden Menschen gelingen, ihre eigene Energie im Fluss zu halten? Jasons Geschichte ist ein gutes Beispiel dafür.

⊙⊙⊙

Als Jason meinen Behandlungsraum betrat, war er erschöpft und von seiner Arbeit entmutigt; schlimmer noch, er hatte seinen Lebensmut verloren. Er verdiente seinen Lebensunterhalt als Universitätsprofessor und war ein begeisterter Lehrer und Mentor, doch er gab seinen Studenten so viel, dass er sich völlig ausgebrannt fühlte. Sein Körper schmerzte. Der Schmerz in seinen Knien, Schultern und im Nacken brachte ihn nachts um den Schlaf.

Nach der dritten Sitzung und einer entsprechend umfassenden Reinigung hatte er eine äußert ungewöhnliche Empfindung. Energie floss durch seinen Körper wie das Wasser in einem Wasserfall. Die Energie war für ihn so direkt spürbar, dass sie ihn an den Fußsohlen kitzelte. Der Schmerz verließ seinen Körper, und seine Stimmung hob sich. Er fühlte sich freudig und stark. Wir arbeiteten noch weitere fünf Wochen miteinander, dann machten wir eine Pause. Ein Großteil seiner Fortschritte war noch sichtbar, als ich ihn drei Wochen später wiedersah, doch Entmutigung und Erschöpfung waren im Begriff, neuerlich von ihm Besitz zu ergreifen. Wir suchten nach der Ursache für seine wiederkehrenden negativen Gefühle und stellten fest, dass das autoritäre Klima in seinem Arbeitsumfeld seinen Energiefluss langsam zum Erliegen brachte.

Um seinen Seelenfrieden wiederherzustellen, musste er sich einfach immer wieder an das Kitzeln in seinen Fußsohlen erinnern, das der Energiefluss beschert und das ihm zuvor ja bereits geholfen hatte. Darüber hinaus mied Jason destruktive Energien, indem er meditierte, sich in Dankbarkeit und Gebet übte, gesund lebte und aß, Sport trieb und sich in seinem Freundeskreis außerhalb seiner Arbeitswelt gut aufgehoben wusste.
Die Heilung auf der Zellebene ermöglichte es Jason, Zugang zu einem positiven Energiefluss zu finden. Diesen Energiefluss aufrechtzuerhalten und sein wachsendes Vertrauen darauf, selbst eine entsprechende Anbindung herstellen zu können, sind entscheidend für seine fortgesetzte gute Gesundheit.

⦿⦿⦿

Die Verbindung mit unserer persönlichen Seelensignatur lässt uns immer Heilung zuteilwerden.

Es gibt Hunderte Gegenstände und Aktivitäten, die uns davor schützen sollen, dass negative Energien unsere Gesundheit beeinträchtigen oder einen Heilungsprozess zunichtemachen. Sie können sicher sein, ich habe all diese Amulette und magischen Formeln ausprobiert. Nach vielen Enttäuschungen, zerschlagenen Hoffnungen und Entmutigungen im Hinblick auf solche Techniken habe ich schließlich festgestellt, dass echter Schutz und wirkliche Stabilität nur durch die Verbindung mit der Natur, der Quelle, Gott, dem Universum zu erlangen sind. Aber ich lasse mich gerne eines Besseren belehren. Wie oft konzentrieren wir uns auf die Menschen oder Situationen, die uns deprimieren oder enttäuschen, und verschwenden unsere kostbare Lebensenergie damit, im Morast der Negativität um uns zu schlagen. Schwierigkeiten kann man nicht aus dem Weg gehen. Doch sie zu überwinden und sich dann wieder mit dem Universum zu verbinden erneuert unseren Energiefluss. Die Verbindung mit unserer persönlichen Seelensignatur lässt uns immer Heilung zuteilwerden.

Die Brücke von der Seele zur Zelle

Folgen Sie mir auf einen meditativen Ausflug zu Ihren Zellen. Verweilen Sie mit mir in der Tiefe Ihres Bewusstseins. Gestatten Sie es den nachfolgenden Seiten, für Sie eine Brücke zur Weisheit Ihrer Seele und Ihres Körpers zu schlagen. Vereinen Sie beides um der Heilung und der Ganzheit willen. Nutzen Sie Ihr Lieblingsbild für die Meditation.

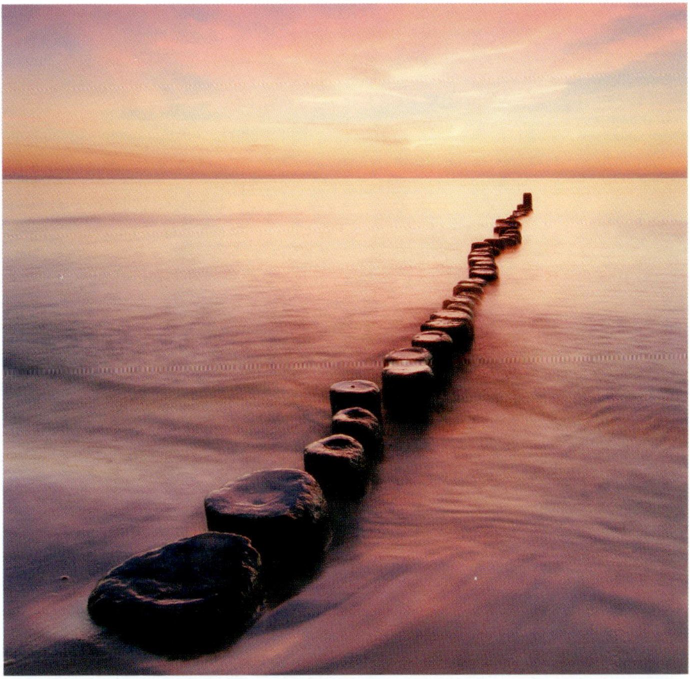

Lebendige Systeme weisen fraktale Muster auf, die aus sich selbst zu entstehen und an ihrem äußeren Rand die immer wieder gleichen Themen auszudrücken scheinen. Große wie kleine Muster in der Natur werfen uns zurück auf das Wunder unseres Körpers, auf seine angeborene Fähigkeit zu Wachstum, Erneuerung und Heilung. Denken Sie nach über den Farn, der im Wald wächst. Seine Blattform ist die Wiederholung der immer gleichen Schablone.

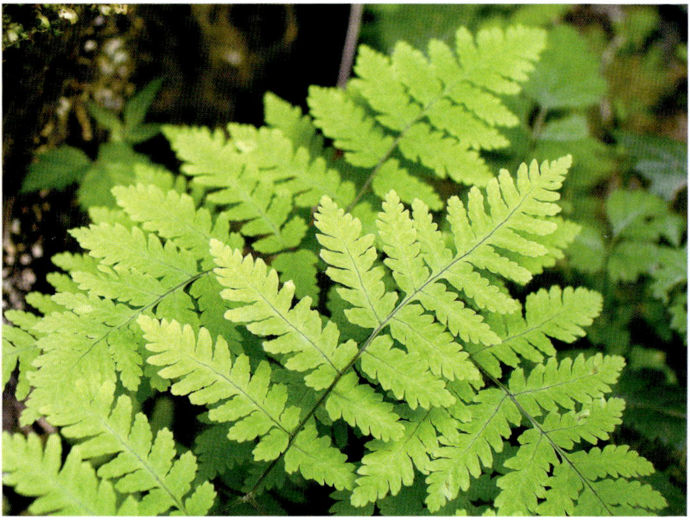

Die Verzweigungen in den Kiemen des Lachses ähneln jenen des Farns. Diese Abbildung zeigt die Mikrostruktur von Lachskiemen, wie man sie durch das Elektronenmikroskop sieht.

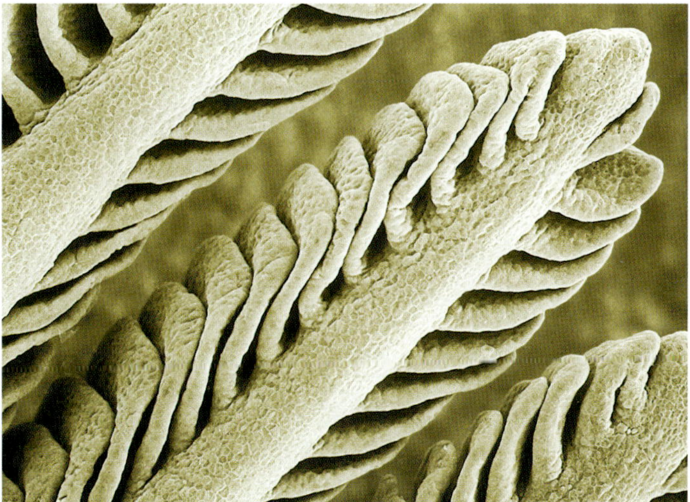

Begreifen auf der Zellebene

Diese elektronenmikroskopische Aufnahme zeigt eine Samenzelle, die gerade eine Eizelle befruchtet. Dies ist der Anfang eines jeden von uns: ein Spermium und ein Ei, aus denen sich schließlich nahezu 100 Billionen Zellen entwickeln. Heilung bedeutet, eine Brücke zu spannen von unserer Seele zu unseren Emotionen und durch unseren Geist bis hin zum Gewimmel unserer Zellen. Auf den nachfolgenden Seiten werden Sie Bekanntschaft mit Ihren Zellen machen.

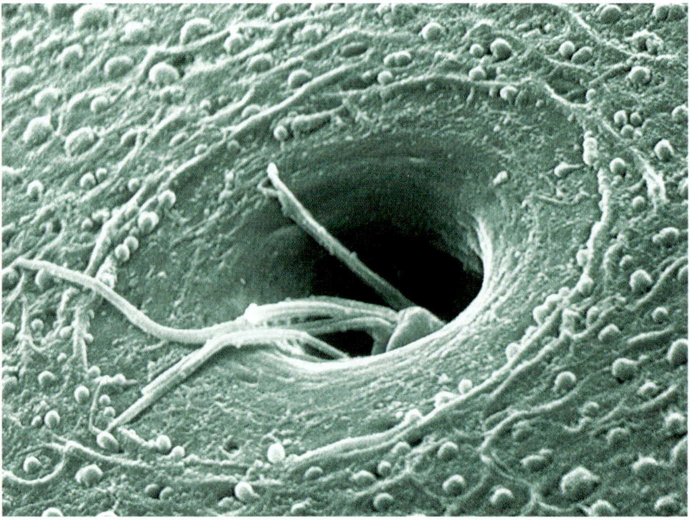

Zellstruktur und -funktion

Struktur und Funktion einer Zelle sind untrennbar miteinander verbunden. Das Farbschema gestattet es Ihnen, Zellbereiche und ihren Beitrag zur körperlichen Gesundheit voneinander zu unterscheiden.

Violett: Zellmembran = Kommunikation
Grün: endoplasmatisches Retikulum = Aktion
Rosa: Zellkern = DNA = Information
Blau: Mitochondrien = Macht

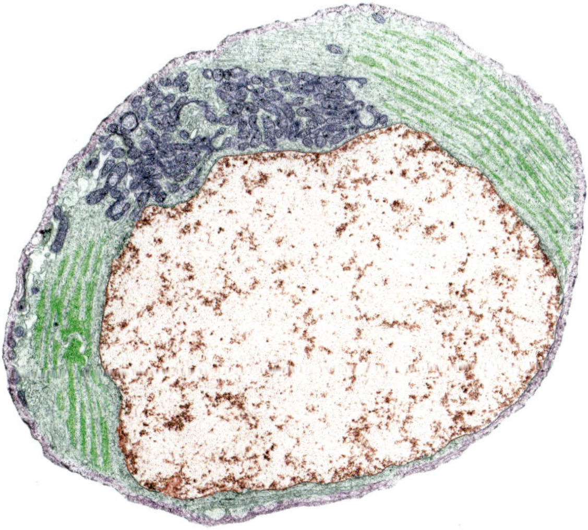

Vergleich gesunder und kranker Zellen

Die innere Struktur einer Zelle, die sich harmonisch zwischen ihren Nachbarzellen einpasst. Sehen Sie nur, wie schön und planvoll sich die gesunde Zelle darstellt.

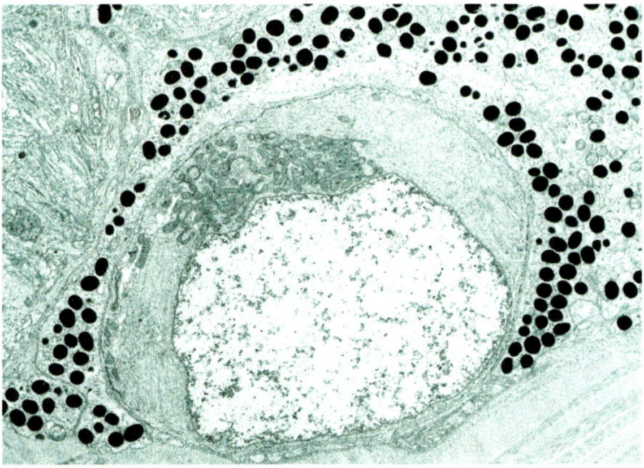

Kranke Zellen verlieren mit ihrer Funktion ihre planvolle Struktur. Diese kranke Zelle zerfällt in Fragmente, die wiederverwertet werden.

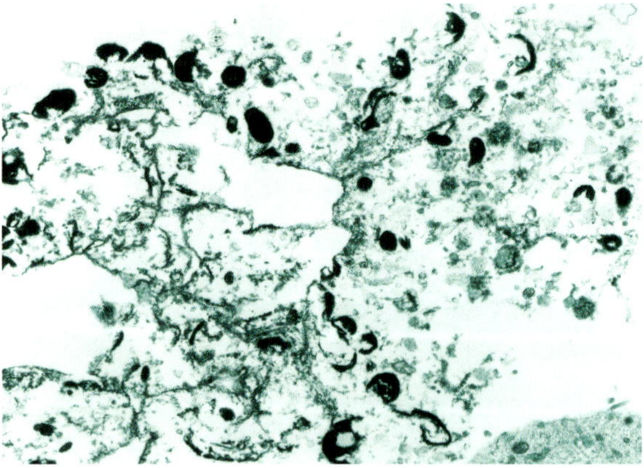

So sehen gesunde Zellen der Augenlinse aus, die den Augapfel umhüllen und es dem Licht gestatten, ungehindert ins Innere zu gelangen, um gutes Sehen zu ermöglichen.

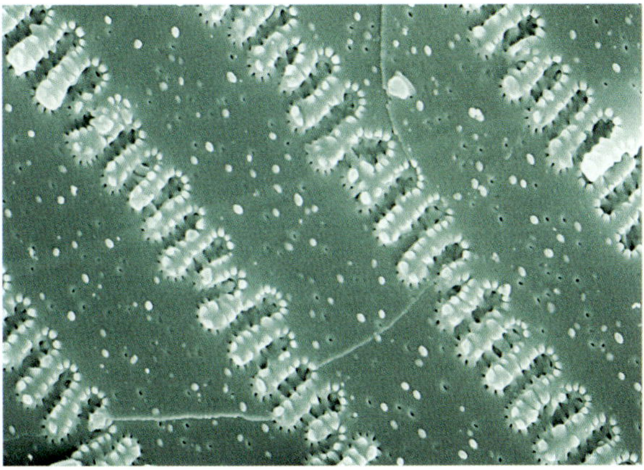

Die Zellen der Linse einer Auges, das an grauem Star erkrankt ist, büßen mit abnehmender Sehqualität die Schönheit ihrer Struktur ein.

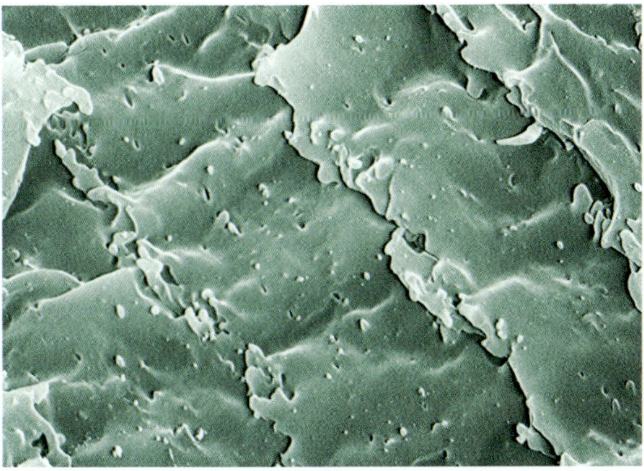

Eine Gruppe von Phagozyten (Fresszellen), die tote Zellen und Rückstände beseitigen. Eine Art Phagozyten heißt Makrophagen: die »Vielfraßzellen«. Hier »frisst« eine Makrophage beschädigtes Bindegewebe.

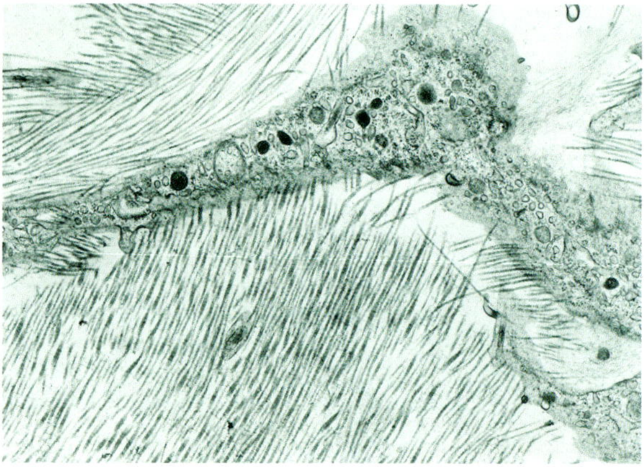

Makrophagen erzeugen Säcke, in denen sie regenerierbares Zellmaterial sammeln, es verdauen und dann den gesunden Zellen zur Wiederverwertung zur Verfügung stellen.

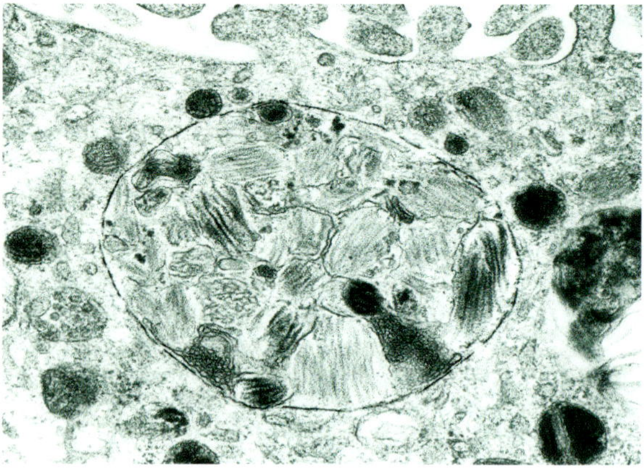

Meditation über Zellheilung

Möge sich der Zyklus der Zellerneuerung im Gleichgewicht befinden mit dem, was für meinen Körper am besten ist.

Möge die Produktion aller Enzyme, Proteine und Hormone genau den Anforderungen eines gesunden Körpers entsprechen.

Mögen tote Zellen rasch der Wiederverwertung zugeführt werden und meine Phagozyten ihre Arbeit bestmöglich tun.

Mögen meine Zellen sämtliche Bakterien, Giftstoffe und Viren erkennen und beseitigen, ihre Aufgabe eifrig erfüllen und dabei bestmöglich von meinem Immunsystem unterstützt werden.

Möge allen Systemen – im Inneren meiner Zellen wie außerhalb –, die für meine Gesundheit verantwortlich sind, genügend Energie zur Verfügung stehen, damit sie ihre Arbeit so gut wie möglich tun können.

Genießen Sie die folgenden sechs Seiten als ein Zwischenspiel in Sachen Heilung. Die folgenden Abbildungen können Ihnen dienen, um Ihren Geist zu reinigen, um zur Ruhe zu finden und im gegenwärtigen Augenblick anzukommen. Gestatten Sie es den Worten, in Ihren Geist einzudringen, Ihre Weisheit zu mehren und die Heilung Ihrer Zellen in Gang zu setzen.

Heilung erfolgt nach Art der Schöpfung:
Zelle um Zelle,
Schillernd,
Durch die Moleküle strömend,
Das Wasser zum Leben erweckend.

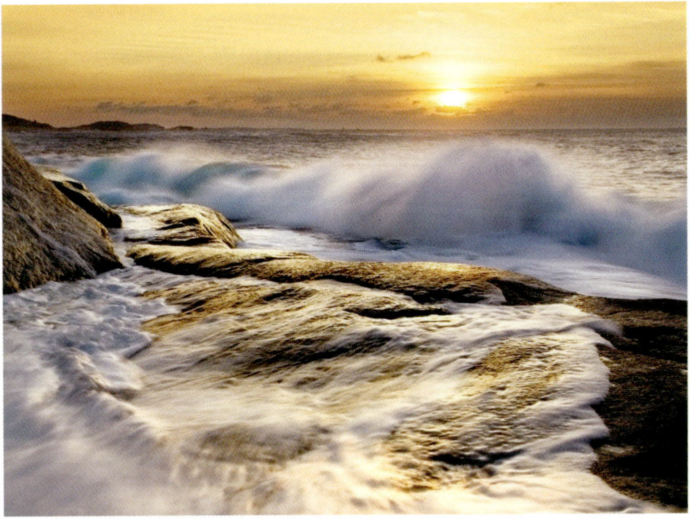

Hauchen Sie Ihren Zellen den Atem des Lebens ein, und stellen Sie sich vor, wie die Zellen sich der Heilenergie öffnen wie eine Lotosblüte der Sonne.

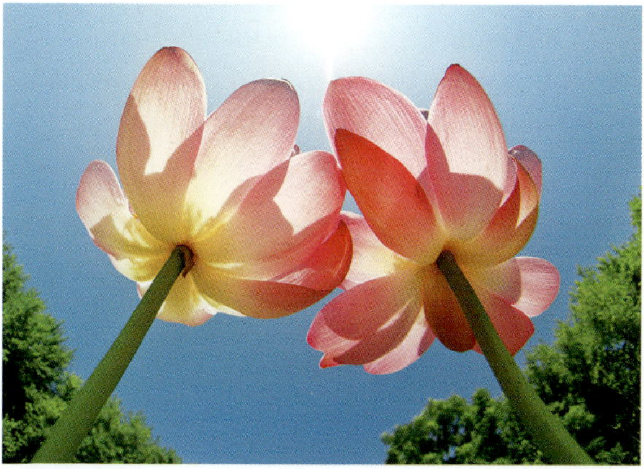

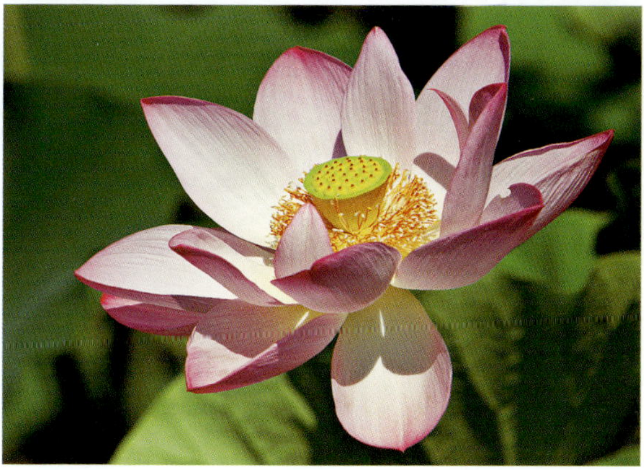

Übung in Wertschätzung

Betrachten Sie eine Zelle.
Erkennen Sie die Macht der Schöpfung.
Erkennen Sie den göttlichen Plan.
Erkennen Sie die unermessliche Weisheit.
Erkennen Sie den Kern der Schöpfung.

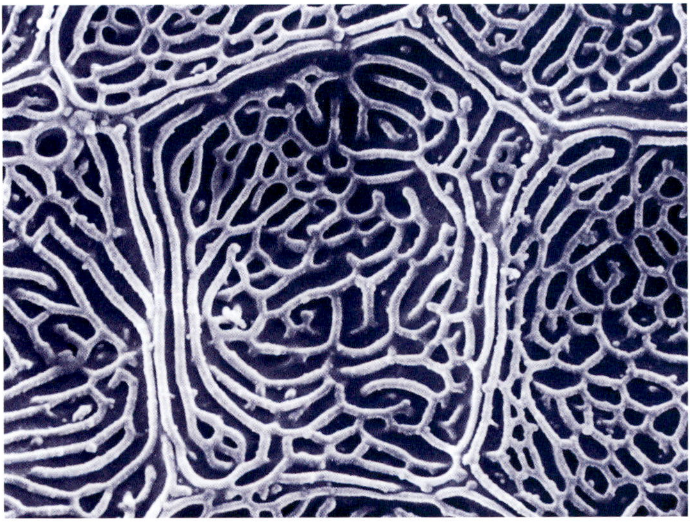

Betrachten Sie eine Blüte.
Erkennen Sie den göttlichen Plan.

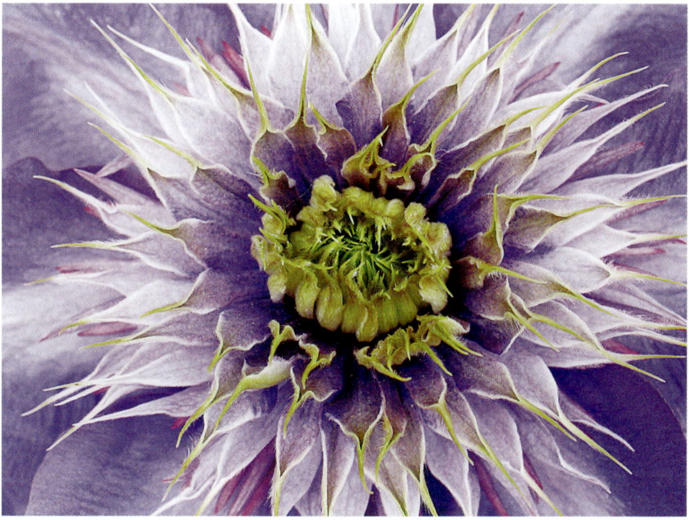

Betrachten Sie einen Berg.
Erkennen Sie die Macht der Schöpfung.

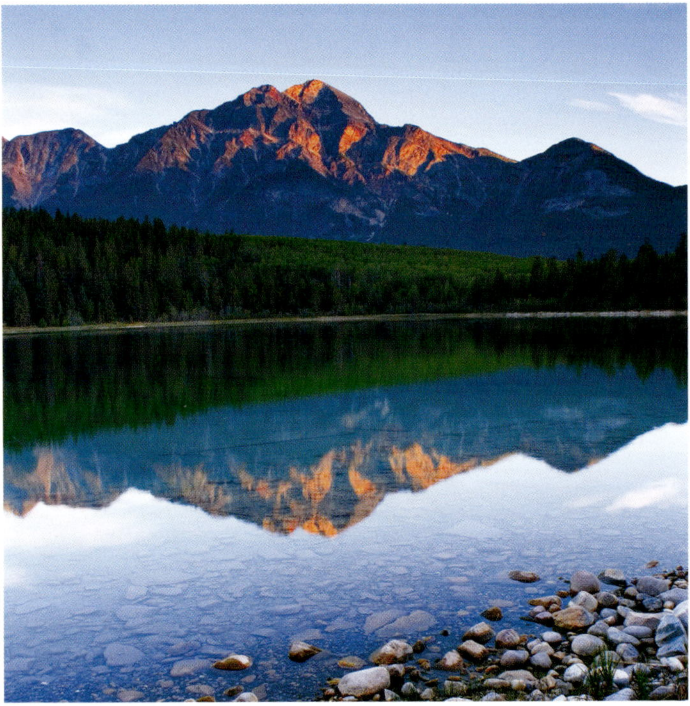

Betrachten Sie eine Libelle.
Erkennen sie die unermessliche Weisheit.

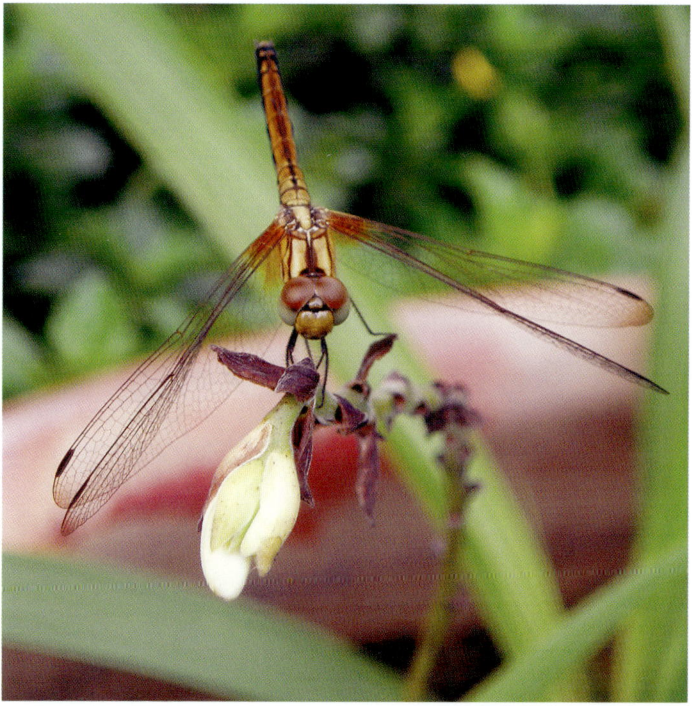

Das Universum ist geheimnisvoll. Das Universum ist unablässige Kreativität. Das Universum hält auf dynamische Weise Energiefluss und Ordnung im Gleichgewicht. Das Universum ist elastisch; es erneuert und wiederholt sich unablässig. Wie das Universum, so ist auch das Leben geheimnisvoll, kreativ, befindet sich in einem dynamischen Gleichgewicht und ist elastisch. Halten Sie eine Weile inne, und erfreuen Sie sich an den Eigenschaften des lebendigen Universums. Welche Eigenschaften des Universums tragen heute zu Ihrer Heilung bei?
Vielleicht das Mysterium unerforschter Galaxien ...

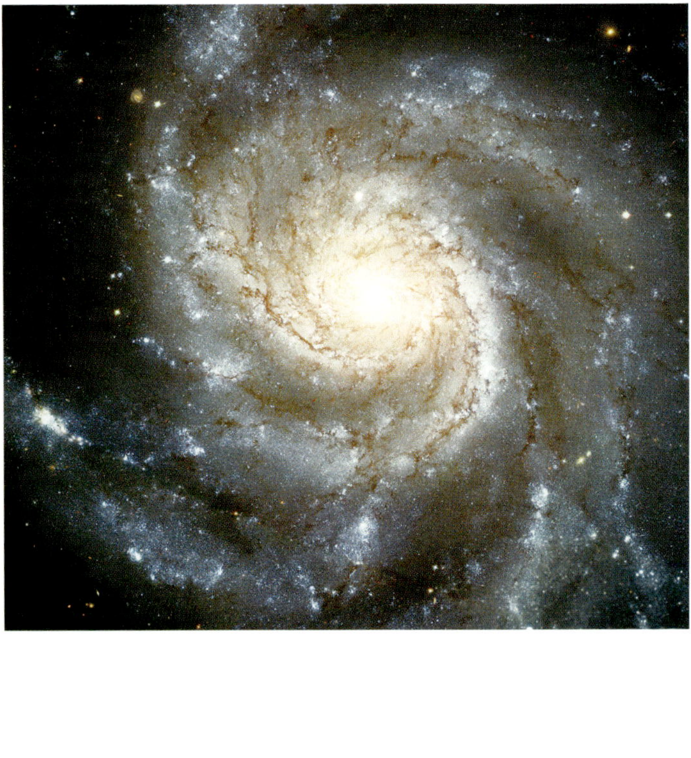

... die Kreativität eines Samenkorns, das im Begriff ist, aufzubrechen ...

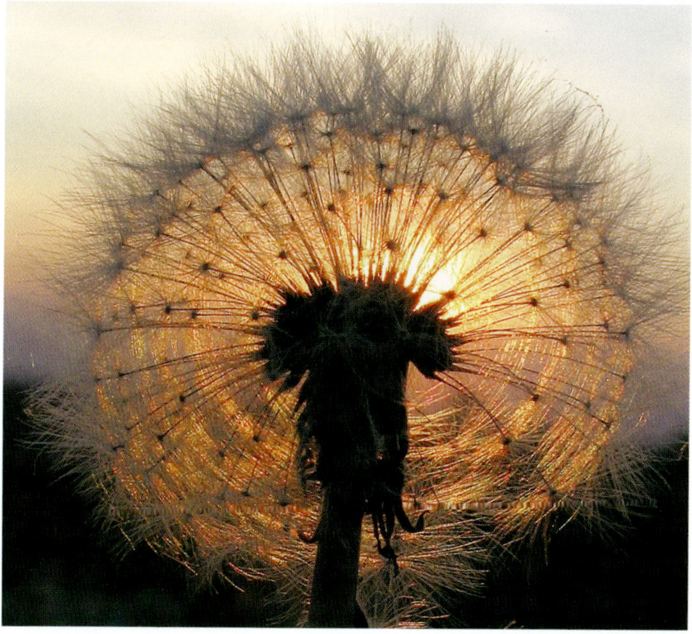

… das dynamische Gleichgewicht einer veränderlichen Landschaft …

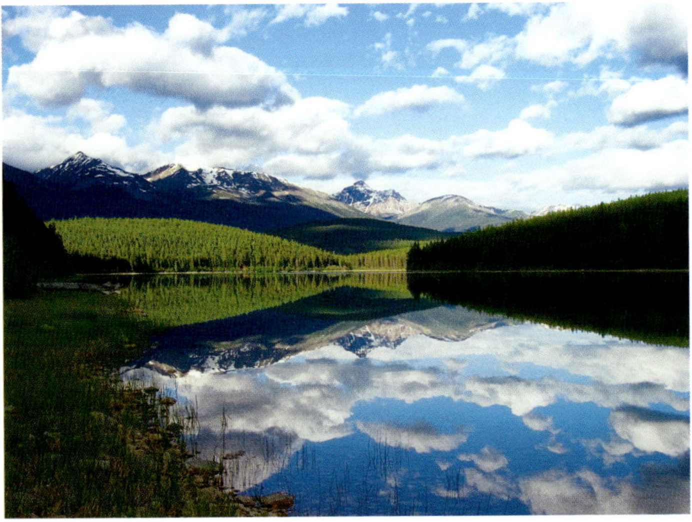

… die Elastizität einer Blume, die im Schnee blüht.

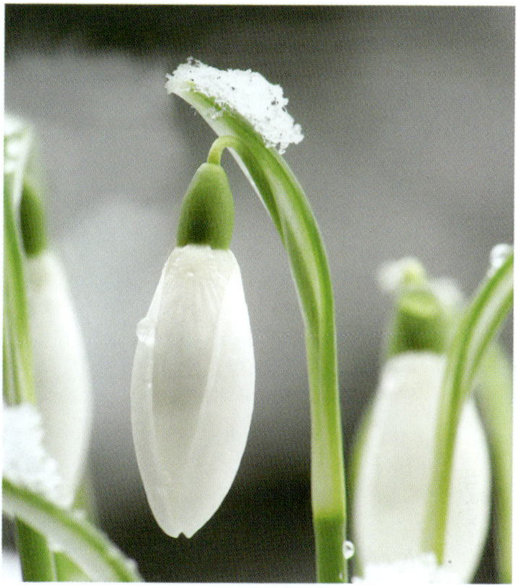

Emotionale Blockierungen auflösen

Verwenden Sie das Bild vom wolkenverhangenen Mount Baker als Metapher für blockierte Emotionen – entweder Ihre eigenen oder jene, die Sie mitfühlend von anderen auf sich genommen haben.

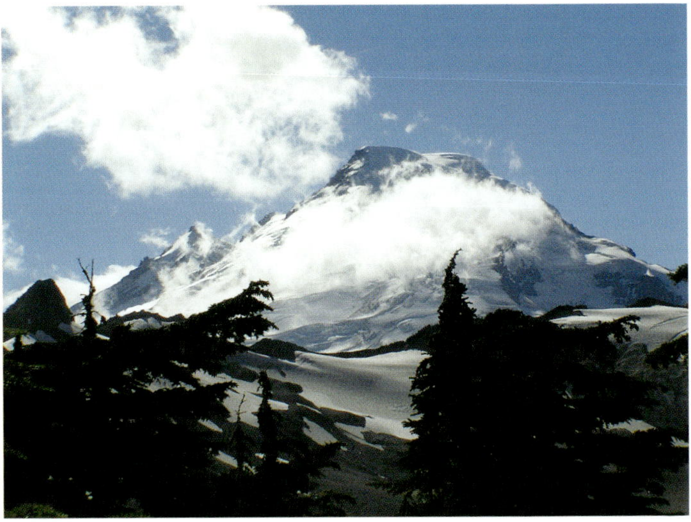

Gestatten Sie es Ihren emotionalen Blockierungen, in den Himmel der Transformation aufzusteigen, so wie auch die Wolken den Berg hinaufschweben. Sie können jede Emotion, von der Sie sich befreien möchten, auf diese Weise freisetzen.

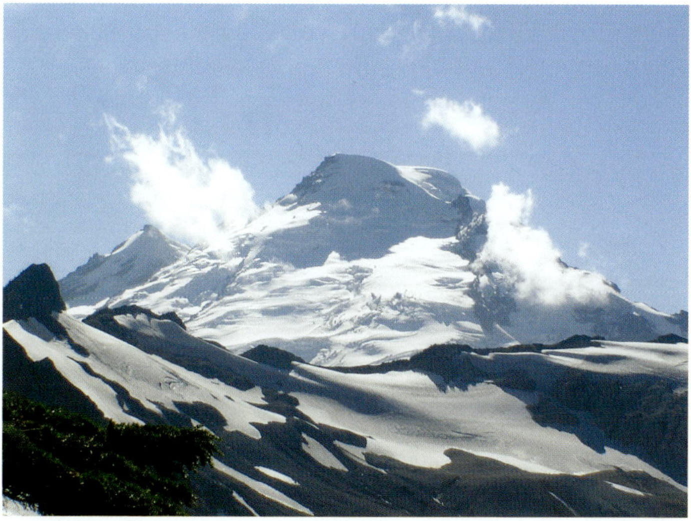

Physische Blockierungen auflösen

Es folgen zwei Methoden, um physische Blockierungen aufzulösen. Die eine arbeitet mit dem natürlichen Phänomen von schmelzendem Eis, die andere verwendet ein dieser Aufgabe geweihtes Gefäß.

Stellen Sie sich vor, dass Ihre physischen Blockierungen immer weicher werden und schließlich davonfließen, so wie die Wintersonne Eis zum Schmelzen bringt.

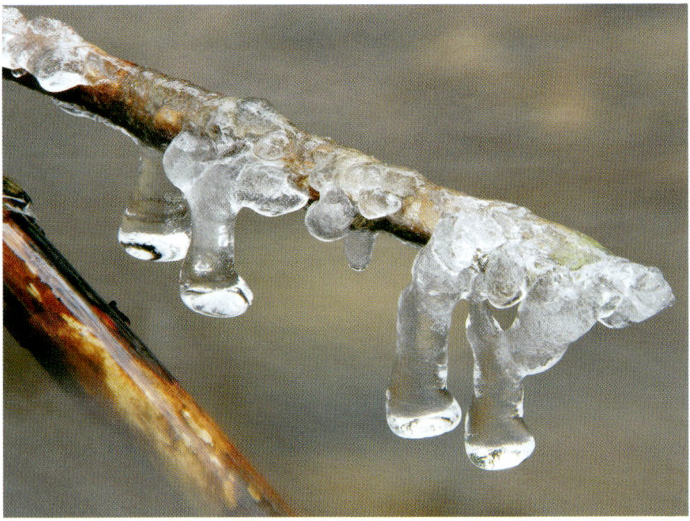

Stellen Sie sich vor, dass Sie ein geweihtes Gefäß mit dem Geist oder dem Bewusstsein von Krankheit oder mit einer festgestellten physischen Blockierung füllen. Bitten Sie um die Transformation der Krankheit und um die Auflösung aller negativen Einflüsse – die weiße Feder dient als Symbol der Transformation. Suchen Sie sich ein Gefäß eigens für diese Zeremonie, und richten Sie einen der täglichen Reinigung geweihten Platz ein.

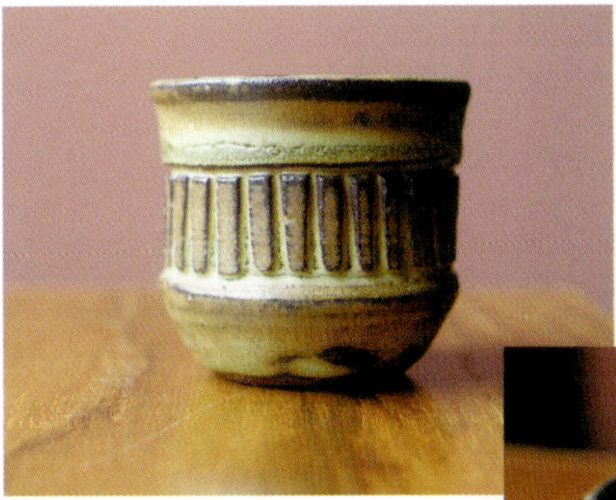

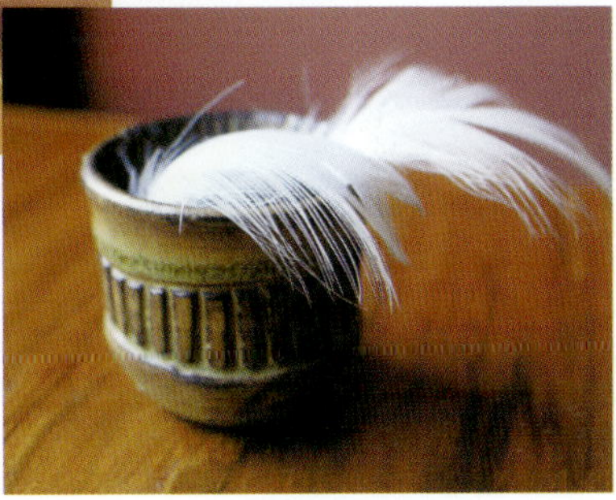

Spirituelle Blockierungen auflösen

Schaffen Sie eine tiefe Verbindung mit Ihrer spirituellen Wirklichkeit. Vielleicht kann das Bild eines fliegenden Adlers Ihre Seele mit einem Gefühl von Freiheit erfüllen und Ihnen gestatten, sich über die schweren Bürden spirituellen Unwohlseins zu erheben.

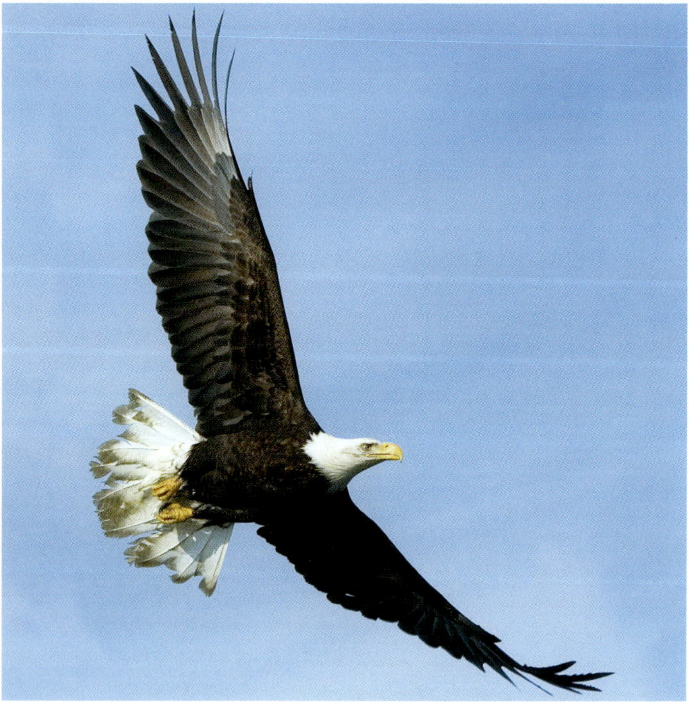

Lassen Sie es zu, dass Ihr innerer Energiefluss auf Sie herabregnet, als stünden Sie mitten in einem warmen tropischen Wasserfall.

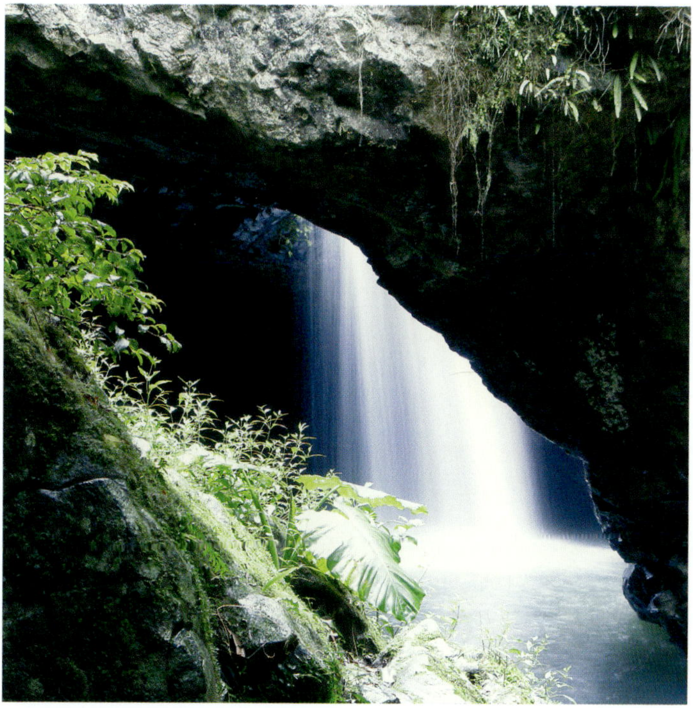

Finden Sie die Geschwindigkeit für Ihren Energiefluss

Die Geschwindigkeit Ihres Energieflusses variiert je nach Tageszeit, Situation und Ihrer persönlichen Wesensart. Machen Sie sich jedes Mal, wenn Sie innehalten oder meditieren, Ihre persönliche Energieflussgeschwindigkeit bewusst. Hat sie mehr mit dem stillen Wasser unten gemein oder mit den Stromschnellen auf der Folgeseite, oder befindet sie sich irgendwo dazwischen?

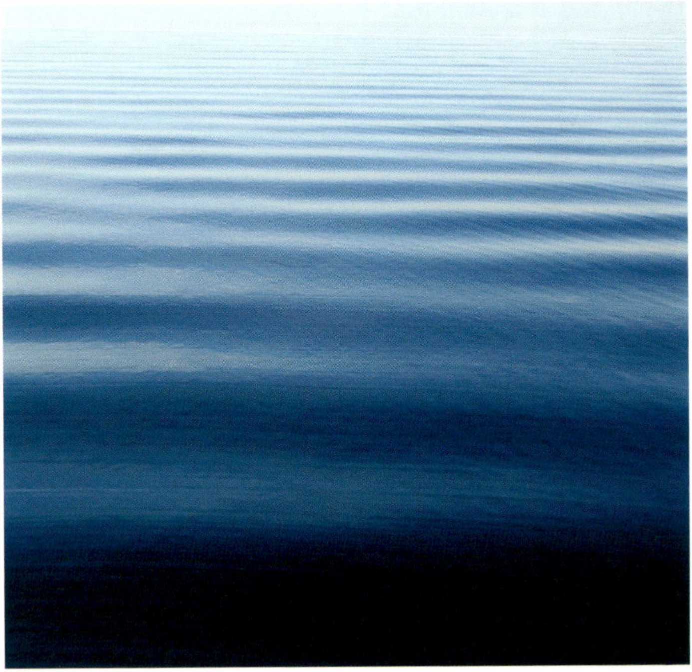

Wenn Sie sich Ihre Energieflussgeschwindigkeit bewusst gemacht haben, dann stellen Sie fest, ob sie sich so für Sie richtig anfühlt. Passen Sie Ihre Energieflussgeschwindigkeit bewusst Ihren Bedürfnissen an. Wenn Sie sich auf einem Floß in den unten abgebildeten Stromschnellen befänden: Würden Sie den nächstbesten ruhigen Seitenarm nehmen, oder hätten Sie Ihren Spaß an der Wildheit des Gebirgsbaches? Welche der beiden Möglichkeiten findet in Ihnen den größten Nachhall?

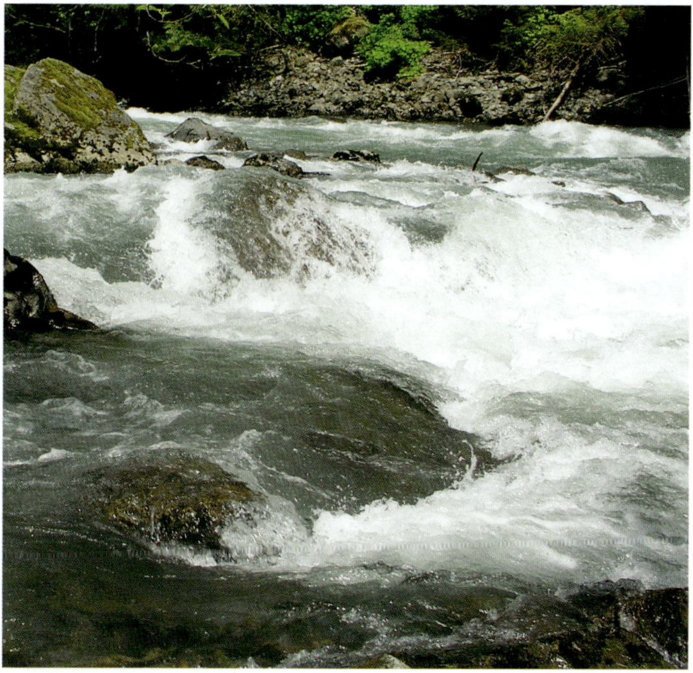

Eine Wissenschaftlerin wird Heilerin

Zellen sind so klein, dass zehntausend von ihnen auf den Kopf einer einzigen Stecknadel passen. Dennoch leistet jede einzelne Zelle ihren Beitrag zur Gesundheit Ihres Körpers. Um Zugang zur Welt der winzig kleinen Zellen zu gewinnen, verwenden Wissenschaftler ein besonderes Mikroskop, das statt mit Licht mit Elektronen arbeitet. Das Rasterelektronenmikroskop bildet die äußere Oberfläche einer Gewebeprobe ab. Das Transmissionselektronenmikroskop betrachtet das Innere der Zelle und vergrößert sie bis zu einer Million Mal.

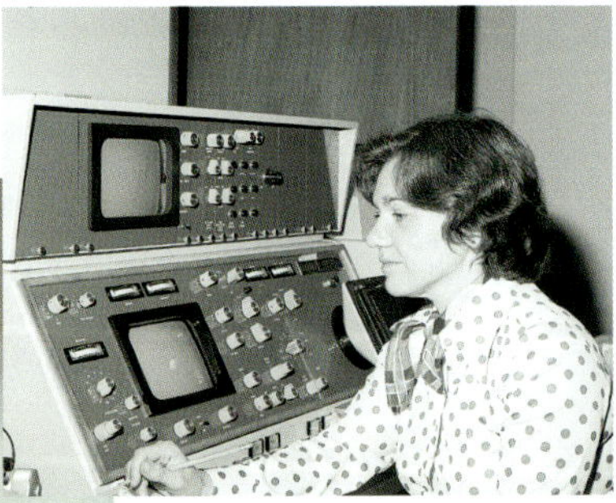

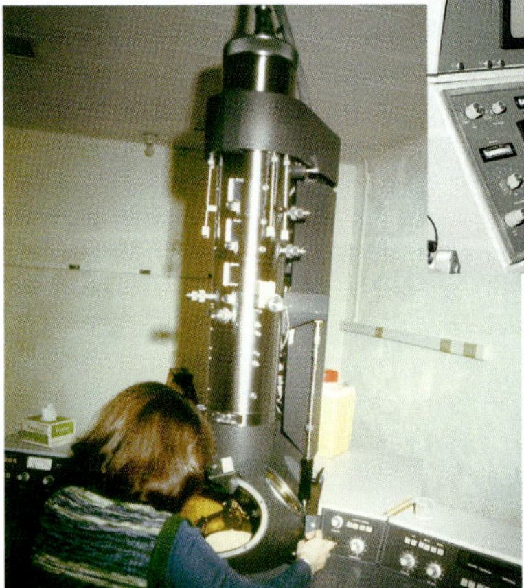

Die obere Abbildung zeigt Dr. Hawkes zu Beginn ihrer Laufbahn als Biophysikerin an einem Rasterelektronenmikroskop. Unten ist sie an einem Transmissionselektronenmikroskop zu sehen.

Das neue Bewusstsein, das Dr. Hawkes anlässlich einer Nahtoderfahrung im Jahr 1984 erlangte, führte sie in die Welt des Heilens. Im Sommer 2005 wurde sie in Dr. Akio Moris hochmodernes Labor an der Nihon Universität in Tokio eingeladen, um dort mittels eines mit hundertachtundzwanzig Sensoren ausgerüsteten EEGs ihre Gehirnströme messen zu lassen. Dr. Mori bemerkte: »Ich habe bereits die Gehirnströme vieler Menschen gemessen. Doch noch bei niemandem habe ich einen so hohen Grad der Fokussierung erlebt wie bei Dr. Hawkes.«

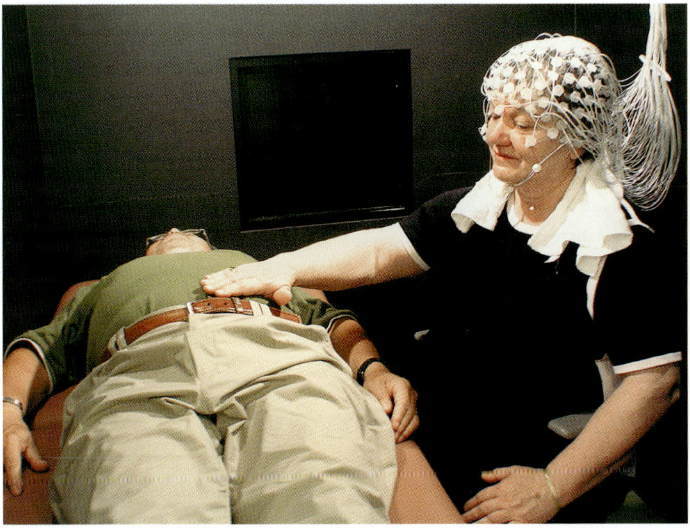

Während einer Heilsitzung in Dr. Akio Moris Labor an der Nihon Universität in Japan werden mittels eines EEGs die Gehirnströme von Dr. Hawkes gemessen.

Messergebnisse eines quantitativen EEGs durch Juan Acosta-Urquidi, die sich ergaben, als Dr. Hawkes meditierte und einem fünftausend Kilometer entfernten Patienten Heilenergie schickte. Es wird sichtbar, wie deutlich die Synchronie ihres Gehirns zunahm, als verschiedene Bereiche ihres Gehirns im Verlauf ihrer Heilarbeit aktiv wurden.

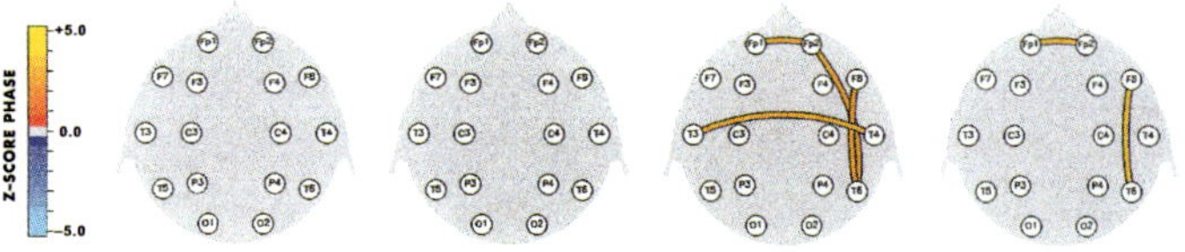

QEEG-Ergebnisse, aufgezeichnet im Verlauf einer zehnminütigen Eingangsuntersuchung.

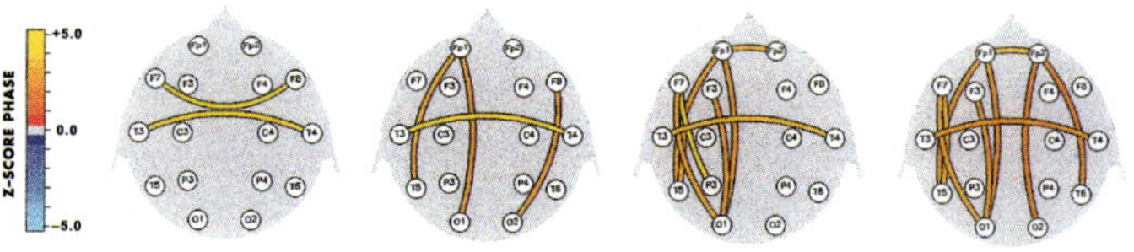

QEEG-Ergebnisse, aufgezeichnet im Verlauf einer fünfzehnminütigen Fernheilsitzung.

Im Jahr 2006 zeichnete Dr. Acosta-Urquidi erneut Dr. Hawkes' Gehirnströme auf, während sie mit zwei Klienten arbeitete, die etwa zwei Meter von ihr entfernt saßen. Die Messungen ergaben ein höheres Niveau konzentrierter Delta-Wellen, Spitzenwerte für Beta-Wellen und eine höhere Alpha-Tätigkeit als bei der ersten Messung. An der vordersten Front der wissenschaftlichen Neurologie ermöglicht der neu hervortretende Bereich der Neuroplastizität die lang schon erforderlichen Einblicke in die Gehirntätigkeit während energetischer Heilverfahren (siehe auch Nachwort).

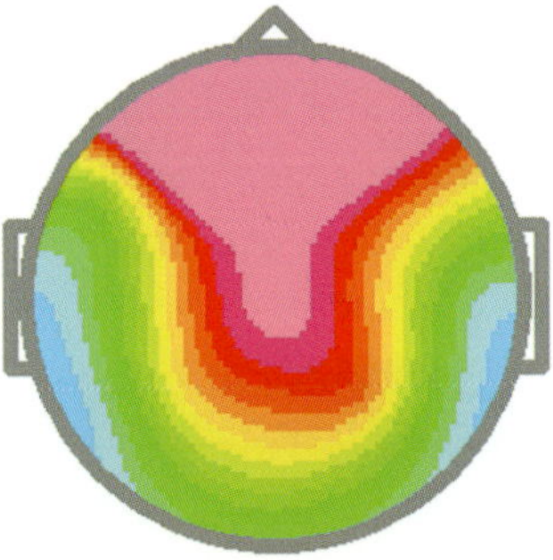

Ein QEEG von einer Heilsitzung mit einem Klienten, der unmittelbar vor Dr. Hawkes saß. Die Häufung von Delta-Wellen ist mehr als verdoppelt. Die strahlenden Farben verweisen auf die gesteigerte Gehirnaktivität.

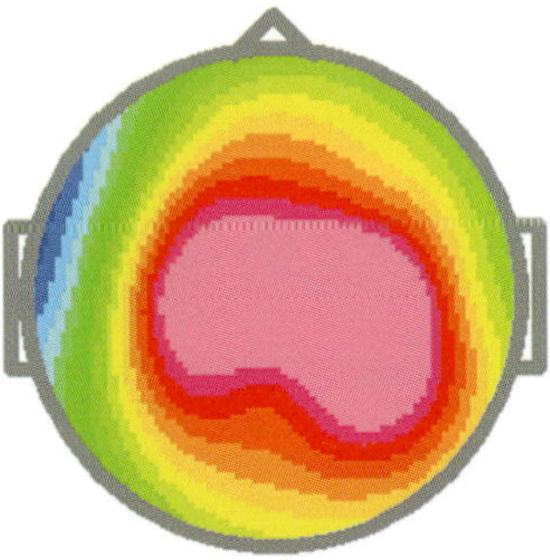

Ein QEEG von Dr. Hawkes während einer fünfzehnminütigen Sitzung mit einem Klienten. Es weist erhöhte Beta-Wellen-Tätigkeit auf. Die gesteigerte Alpha-Aktivität (hier nicht dargestellt) ergab sich nur auf einer Seite des Gehirns.

Großer Vater, Inspiration der Schöpfung,
Große Mutter, Meer der Leere,
Vereinigung der Freude,
Mysterium jenseits aller Trennung,
Euch verdanke ich
Diese kostbare Geburt:
Das Hervorbrechen des ersten Lichts,
Den Körper unserer Einheit.
Gewähre mir von Neuem
Deine unbeschreibliche Einheit
Damit ich mich auflösen kann und zugleich
Wiedergeboren werde in jedem Augenblick
Neuerlich in die Form eines Körpers gegossen
Neuerlich geformt von Licht
Unverzüglich beschenkt von Freude
Natürlich reagierend in Liebe.
Mögen wir alle
Überall in den Dimensionen und Disziplinen
der Zeit
Die göttliche Schnittstelle finden ...
Und uns auflösen, wie schon am Anfang,
in Glückseligkeit.

5
Ein neuer Blick auf die Energiezentren

Früher oder später kommt jeder, der einen Vortrag über Energieheilung hält und die Grundbegriffe abarbeitet, auf die sieben klassischen »Chakras« zu sprechen. Manche Schulen nennen zwölf. Die Farben, Symbole, Fallgeschichten und Methoden der Reinigung für diese Energiezentren legen nahe, dass jeder Mensch vor Gesundheit nur so strotzen würde, wenn er nur diese an der Wirbelsäule aufgereihten Chakras im Griff hätte. Es liegt Jahre zurück, da erwarb ich das nötige Wissen und sorgte dann pflichtbewusst dafür, die Energiezentren meiner Klienten zu reinigen, auszurichten und mit der zugehörigen Farbe zum Strahlen zu bringen. Einige fühlten sich danach wunderbar erneuert, andere spürten gar nichts, und einer nicht unerheblichen Zahl ging es schlecht.

Die Energiezentren aus einer anderen Sicht

Die negative Reaktion einiger meiner Patienten auf die klassische Arbeit mit ihren Energiezentren veranlasste mich, nach neuen Erkenntnissen zu suchen. Schließlich änderte ich meine Vorgehensweise und hörte auf, irgendeinem Energiezentrum irgendeine Vibrationsfrequenz oder Farbe aufzudrängen. Heute betrachte, erspüre oder erlausche ich den natürlichen Farbton oder die natürliche

Schwingung, der oder die bereits in den Energiezentren vorhanden ist. Falls die Schwingung durch Blockierungen beeinträchtigt ist, löse ich den Energiestau auf und gestatte es der eigenen Farbe, den offenen Raum zu füllen. Diese Methode ist nichts anderes als die Anwendung meines Wissens über die Seelensignatur.

Ich betrachte, erspüre oder erlausche den natürlichen Farbton oder die natürliche Schwingung, der oder die bereits in den Energiezentren vorhanden ist.

An manchen Tagen schwingen alle meine eigenen Energiezentren in Silber. An anderen hat jedes eine andere Farbe. Wenn ihnen Energie fehlt oder ihre Farbe trübe ist, dann konzentriere ich mich auf die Reinigung und auf den Energiefluss.
Während der Phase, in der ich mich mit dem Energiefluss befasse, begebe ich mich in die tiefe Stille der Meditation und vertraue darauf, dass die ausgleichende Energie dieses Zustands eigenständig die gereinigten Zentren füllt. Dies ist auch der Zeitpunkt, zu dem ich, falls es mir nötig scheint, um göttliche Führung und um weitere Informationen bitte. Dann kommt es vor, dass mein Geist von einer strahlenden Farbe erfüllt wird, dass mich ein tiefes Gefühl von Frieden erfasst oder dass mir ein angenehmes Schaudern den Rücken hinunterläuft. All diese Reaktionen sind ein Hinweis darauf, dass die Zentren neu mit Energie gefüllt sind. Mit dieser etwas anderen Art der Energiearbeit an den Zentren habe ich bessere Ergebnisse erzielt als mit der üblichen Farbbehandlung.

⊙⊙⊙

Es war die Heilgeschichte eines Patienten, die mir bewusst machte, dass ich mich auf seine Bedürfnisse konzentrieren muss und mich nicht daran festklammern darf, wie die Energiezentren vermeintlich aussehen sollten. Mike, ein aufstrebender Jungianischer Analytiker, erkrankte an einer Virusinfektion nach der anderen. Kaum noch dazu in der Lage, seine Ausbildung fortzusetzen, und von der Schulmedizin enttäuscht, wandte er sich alternativen Herangehensweisen zu. Nahrungsergänzungsmittel verursachten bei ihm Übelkeit oder waren wirkungslos. Akupunktur war zwar kurzzeitig hilfreich, doch ohne bleibenden Effekt. In einem letzten Versuch kam er schließlich zu mir.

Unsere erste Sitzung war entmutigend. Nachdem Mike den Behandlungsraum verlassen hatte, meditierte ich lange über seine Situation und betete um Führung und hilfreiche Erkenntnisse. Wenn ich für mich alleine meditiere, dann »sehe« ich vor meinem inneren Auge normalerweise lebhafte violette Farbtöne. Doch während meiner Gebete für Mike war mein inneres Sichtfeld übersät von funkelnden silbernen Lichtpunkten, die mich an den Sternenhimmel in einer kalten Winternacht erinnerten.

Bei Mike ging es weniger um seine Energiezentren als um die Farbe, die entlang seiner Wirbelsäule auf und ab jagte. Mit meinem inneren Auge sah ich eine silberne Säule genau über Mikes Wirbelsäule, die sich vom Nacken bis hin zu seinem Kreuzbein erstreckte. Die Farbe wirkte dynamisch und funkelnd. In alten buddhistischen oder Hindi-Texten ist von diesem Zylinder oder Kanal als von der *Sushumna* die Rede. In diesen Texten werden die Energiezentren als farbenprächtige Lichträder beschrieben, von denen ein jedes mit der zentralen Energieleitbahn – der Sushumna – und den beiden parallelen Nebenkanälen – den *Nadis* – verbunden ist.

Als wir uns während Mikes Sitzungen in der Folge der Farbe Silber bedienten, war die Wirkung groß. Es war, als seufze er vor Erleichterung, als ich seine Nadis und die Sushumna mit der Farbe Silber unterstützte. Nun war es seinem Körper ein Leichtes, Infektionen zu überwinden, und er reagierte nicht mehr überempfindlich auf jeden Hauch von Umweltverschmutzung. Als Mike lernte, zu meditieren und dabei die Farbe Silber zu visualisieren, nahm seine Widerstandskraft weiter zu. Nachdem er eine gewisse Stabilität erreicht hatte, experimentierten wir mit Visualisierungen. Für sein erstes Energiezentrum gaben wir etwas Rot bei, um sein Stehvermögen zu kräftigen, für sein drittes mischten wir Gold hinzu, um sein Selbstwertgefühl zu festigen, und zur Verbesserung seiner Meditationsfähigkeit stärkten wir das siebte Energiezentrum mit zusätzlichem Violett. Doch immer stand die Farbe Silber im Mittelpunkt. Schließlich wurde Mike vollständig gesund und konnte auch wieder mit ganzer Kraft seinen Beruf ausüben.

Die Energiezentren aus der klassischen Perspektive

Die Positionen, Farben und Bedeutungen der Energiezentren werden traditionell so dargestellt, wie es die nachfolgende Tabelle zeigt.

Tabelle 2

Energie-zentrum	Position	Farbe	Bedeutung
erstes	Kreuzbein	Rot	enthält die Lebensenergie für den physischen Körper
zweites	Nabel	Orange	starke mentale Befähigung
drittes	Zwerchfell	Gold	Mitgefühl
viertes	Herz	Grün	Lebensfreude
fünftes	Hals	Blau	physische Gesundheit
sechstes	zwischen den Augen	Indigoblau	Einsicht und Hellsehen (das innere Auge)
siebtes	Scheitel	Violett	Anbindung an Gott

Brücke zur Heilung

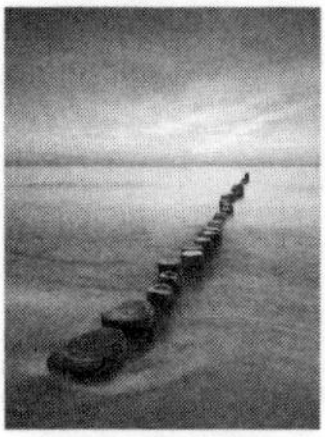

- Stellen Sie sich vor, dass Sie Ihr erstes Energiezentrum mit roter Farbe füllen. Stellen Sie sich dabei die Frage: Fühlt sich diese Farbe gut an? Entspannt sich mein Körper auf natürliche Weise mit Hilfe der gewählten Farbe? Baut es meinen Geist auf, wenn ich mir diese Farbe vorstelle? Wenn Sie diese Fragen positiv beantworten können, dann fahren Sie auf die gleiche Weise mit den nächsten Energiezentren fort und stellen sich bei jedem die gleichen Fragen.
- Falls Sie mit der Visualisierung der traditionellen Farben, wie sie in der Tabelle aufgeführt sind, nichts erreichen, dann versuchen Sie, Ihre Kernfarbe zu ermitteln. Holen Sie tief Luft, und gestatten Sie es Ihrer Achtsamkeit, sich nach innen auf die Umgebung Ihrer Wirbelsäule zu richten. Gelingt

es Ihnen, intuitiv eine Farbe (oder mehrere Farben) zu ermitteln, die sich mit dem tiefen Kern Ihrer selbst im Gleichklang befindet? Wenn ja, dann stellen Sie sich vor, dass Sie diese Farbe (oder diese Farben) zu jedem Energiezentrum schicken, angefangen beim ersten bis hin zum siebten. Überprüfen Sie die Richtigkeit Ihrer Farbwahl, indem Sie auch in Bezug auf die Kernfarbe (oder Kernfarben) die obigen Fragen stellen.

- Diejenigen Leser, die nicht so stark visuell orientiert sind, können mit den Vibrationsfrequenzen arbeiten und sind folglich nicht auf das elektromagnetische Spektrum beschränkt. Beispielsweise könnten Sie einen bestimmten Ton »hören«, der Ihren innersten Kern besonders stark anspricht. Wenn Sie diesen Ton singen, können Sie Ihre Energiezentren ausrichten und ins Gleichgewicht bringen.
- Falls Sie ein eher bewegungsorientierter Mensch sind, dann könnten für Sie taktil-kinästhetische Erfahrungen – Tanz, Bewegung, Berührung – der richtige Weg sein, um Ihre Energiezentren zu harmonisieren.

Wenn Sie Ihre Forschungsreise zur Heilung fortsetzen, dann werden Sie dabei auf viele neue Aspekte Ihrer selbst stoßen und durch Ihre Reaktion auf die Herausforderungen des Alltags neue Wege zur Herstellung von Harmonie und Gleichgewicht entdecken.

6
Wie Zellen funktionieren

Einer der Grundsätze der Biologie, den wir alle aus dem Biologieunterricht kennen, besagt, dass alle Geschöpfe sich aus winzigen Zellen zusammensetzen, die man nur unter dem Mikroskop sehen kann. Außerdem haben wir gelernt: Sobald sich ein Ei mit einem Spermium verbindet, vermehren sie sich exponentiell – zwei, vier, acht –, bis sie einen Zellenhaufen bilden, der das Potenzial zur Ausbildung eines vollständigen Körpers mit Augen, Zehen, Herz, vielleicht lockigem, braunem Haar in sich trägt.

Alle Geschöpfe setzen sich aus winzigen Zellen zusammen, die man nur unter dem Mikroskop sehen kann.

Die Zellen in einem Lachs, einem Dackel, einem Elch und in Ihrem eigenen Körper sehen genau gleich aus. Die Abbildungen von Zellen in diesem Buch zeigen ausnahmslos Zellen von Fischen, meist Lachsen. Selbst ein am Elektronenmikroskop ausgebildeter Wissenschaftler vermag beim Anblick einer Zelle nicht zu entscheiden, von welcher Spezies sie stammt. Fische besitzen Zellgebilde, die Menschen fehlen, wie etwa Kiemen, Flossen, Schuppen oder bestimmte farbenprächtige Hautstrukturen. Auch wenn diese Zellgebilde auf den ersten Blick einzigartig zu sein scheinen, auf der subzellulären Ebene weisen sie die gleichen Bestandteile auf wie alle anderen Zellen. Wenn wir

uns also mit der inneren Zusammensetzung von den Zellen beschäftigen wollen, die uns Energie, Aktion, Information und Kommunikation ermöglichen, und ein Modell brauchen, damit wir sie uns besser vorstellen können, dann dürfen wir getrost auf Fischzellen zurückgreifen.
Die Gleichartigkeit der Zellstrukturen von unterschiedlichsten Spezies ist eine weitere Facette der Einheit, in der wir uns mit der gesamten Natur befinden – und nicht nur mit der Natur, sondern auch mit uns selbst, denn es ist die Einheit von Körper, Geist und Seele, die Gesundheit und Heilung fördert. Die Erkenntnis, dass alles Leben eine Einheit bildet, kann uns im praktischen Sinne helfen, uns selbst zu heilen. Und der gleiche bewusste Umgang mit Heilenergie macht es uns möglich, anderen Spezies Heilung zu bringen, weil ihre Biologie auf der gleichen zellulären Basis funktioniert wie unsere.
Im Laufe der Jahre wurden mir zahlreiche Katzen und Hunde zur Behandlung gebracht. Einer der Hunde war Wolf, ein wunderbarer Schäferhundmischling, der ein Loch zwischen beiden Herzkammern hatte, das sich durch massive Herzgeräusche äußerte. Wolfs Prognose war denkbar schlecht: Er würde eingeschläfert werden müssen. Elaine brachte mir Wolf in ihrem Auto. Der Hund war nicht besonders umgänglich, und ich musste mich neben ihn auf den Rücksitz quetschen. Als ich mit ihm zu sprechen begann, sah Wolf mich misstrauisch an. Ich beruhigte ihn und erklärte ihm, ich sei hier, um ihm zu helfen. Ich durfte meine Hand auf seine Brust legen und konnte Heilenergie zu seinem Herzen schicken. Nach ungefähr acht Minuten gab er ein leises Knurren von sich, und ich wusste, dass die Sitzung vorüber war.
Mehrere Wochen lang kam Elaine einmal wöchentlich mit Wolf zu mir. Er begrüßte mich schwanzwedelnd, leckte mir das Gesicht und gestattete mit der Zeit immer längere

Sitzungen. Jedes Mal teilte er mir durch ein leises Knurren mit, wann er die Sitzung für beendet hielt. Als Elaine ihn nach etwa einem Monat wieder beim Tierarzt vorstellte, zeigte dieser sich erstaunt darüber, dass die Herzgeräusche verschwunden waren. Wolf lebte noch lange und glücklich mit seiner Besitzerin. Er zeigte mir, wie wir das Heilen auf der Zellebene auch zum Wohle unserer Haustiere einsetzen können.

Ausgehend von unseren winzig kleinen Zellen hat sich eine Welt der Schönheit und Vielfalt auf diesem außergewöhnlichen Planeten ausgebreitet, der sich irgendwo in einem Seitenarm der Milchstraße, auf irgendeinem rätselhaften Längen- und Breitengrad des Universums befindet. Auf einer tiefen Ebene von Struktur, Funktion und Bewusstsein teilen alle Geschöpfe diese geheimnisvolle Einheit miteinander. Auch wenn wir es uns selbst nicht zu erklären vermögen, die Anerkennung und das Erleben unserer biologischen Einheit kann uns über uns selbst hinausführen und es uns gestatten, unseren Familien, Gemeinschaften und unserer ganzen Welt Heilung zu bringen.

Fernheilung auf der Zellebene

Die Anspannung in Teresas Stimme auf meinem Anrufbeantworter war unüberhörbar. Sie sprach schnell und abgehackt, die englischen Sätze hatten eine kanadische Einfärbung, vermischt mit einem mir unbekannten Akzent. Nach mehreren ähnlichen Nachrichten gelang es uns endlich, ein persönliches Gespräch zu führen. Teresas Mutter – ihre *Muma,* wie sie sagte – lebte in Jamaika. Sie war nicht mehr dazu in der Lage, morgens den Weg zur Messe zu bewältigen, obwohl sich die Kirche in unmittelbarer Nachbarschaft befand. Sie fühlte sich einfach zu erschöpft. Niemand wusste, warum. Nun, da dieser wichtige Bestandteil ihres Tagesablaufs entfiel, erschien Muma das Leben nicht mehr lebenswert.

Teresas älterer Bruder Kwame lebte in Jamaika mit der Mutter in einem Haus. Er war an Diabetes erkrankt und litt seit kurzem unter Durchblutungsstörungen in den Beinen.

Wir vereinbarten eine Uhrzeit, zu der ich die Familie in Jamaika anrufen konnte. Nach dreimaligem Klingeln hob Kwame ab. Er sprach wenig Englisch, und außer ihm schien niemand zu Hause zu sein. Im Hintergrund konnte ich einen Hahn krähen hören. Kwame und ich begrüßten uns ungefähr ein halbes Dutzend Mal, dann gab ich auf, sagte »Auf Wiedersehen« und legte den Hörer auf.

Ich kam zu dem Schluss, dass ich Muma und Kwame nur helfen konnte, wenn ich mich in eine tiefe Heilmeditation begab. Ich musste darauf hoffen, dass ich auf diese Weise auch ohne den Luxus einer gemeinsamen Sprache den Kontakt zu diesen beiden Menschen würde aufnehmen können. Fernheilung ist gerade auf der Zellebene überraschend wirkungsvoll.

Sobald ich eine Verbindung zu Muma hergestellt hatte, überfiel mich tiefe Erschöpfung. Ich wartete auf Führung, um herauszufinden, wohin ich meine Heilenergie dirigieren sollte. Die Erschöpfung, die in Wellen über mich hereinbrach, zog mich immer weiter abwärts. Schließlich hatte ich ein Gefühl, als würde ich in den Zellen von Mumas Körper stecken. Wenn man die Lebensenergie, die in Zellen wohnt, mit der Leuchtkraft einer Glühbirne vergleicht, dann brachten Mumas Zellen statt der normalen hundert Watt nur ungefähr fünfzehn Watt zustande. Ich stellte die stärkste mir mögliche Heilverbindung auf der Zellebene her und schickte Muma zwei Impulse. Der erste sollte ihren Energiepegel hochfahren. Mit dem zweiten wollte ich den eingeleiteten Heilungsprozess aufrechterhalten. Muma schien frei von Blockierungen zu sein, doch fehlte in ihrem Energiefeld der nötige Energiefluss.

Fernheilung ist gerade auf der Zellebene überraschend wirkungsvoll.

Kwame beklagte sich ebenfalls über Erschöpfungszustände. Im Gegensatz zu seiner Mutter hatte er jedoch eine eindeutige Diagnose erhalten und nahm Medikamente gegen Diabetes ein. Als ich mich weiter in die Heilung versenkte, konzentrierte ich mich ausschließlich auf seine Bauchspeicheldrüse. Die Zellen, die für die Insulinproduktion zuständig waren, schienen verkümmert zu sein. Durch meinen Körper und über mehrere tausend Kilometer hinweg bis hin zu Kwame floss ein gewaltiger Energiestrom – ohne die Hilfe einer Telefonleitung!

Nach einer Woche rief Teresa mich an und berichtete, dass ihre Mutter in der zurückliegenden Woche zweimal den Weg zur Kirche geschafft hatte und darauf baute, weiter an Energie zu gewinnen. Kwames Blutzuckerspiegel hatte sich stabilisiert, außerdem fühlte er sich fitter und war hoffnungsvoller.

Im Verlauf des nächsten halben Jahrs schickte ich Muma und Kwame alle fünf bis sechs Wochen Heilenergie auf der Zellebene. Mumas Durchhaltevermögen wurde größer, und sie konnte wieder jeden Tag zur Messe gehen. Ich stelle mir gerne vor, wie sie mit dem sanften Morgenlicht im Rücken durch die feuchte, vom süßen Duft tropischer Blüten durchtränkte Luft ihren Weg macht.

Und Kwame brauchte schließlich keine Diabetesmedikamente mehr.

Die Zelle: Grundbaustein des Lebens

Zellen sind das Fundament physischen Lebens. Zellgruppen bilden Gewebe aus, und ähnliche Gewebe tun sich zusammen, um Organe zu formen, die wiederum von der Gesundheit der ihnen zugrundeliegenden Zellen abhängig sind.

Für sich allein betrachtet sind Zellen klein: zehntausend passen auf einen einzigen Stecknadelkopf. Doch wenn Sie Ihre Zellen ausbreiten würden wie ein Sternensystem, dann würden sie tausendmal mehr Raum einnehmen als die Orion-Galaxie. Im Inneren jeder einzelnen Zelle befinden sich Billionen Moleküle, die sich ihrerseits wieder aus Billionen Atomen zusammensetzen. Genauso wie der Raum zwischen den Sternen, der gewaltige Mengen Energie enthält, tun sich die Atome im winzig kleinen Raum des Nanobereichs zusammen, um mit ihrer Energie unablässig Neues zu erschaffen. In der Mikrowelt Ihrer Zellen verknüpfen sich Energie und Materie in ultraschnellen, nicht mehr vorstellbaren Zeiteinheiten: in Nano- oder Picosekunden. Wenn sich in der Zelle etwas in derart rasanten Impulsen von 10^{-9} oder 10^{-12} Sekunden ereignet, dann gelangt sie in eine Art Quantenrealität, die weder linear noch vorhersagbar ist. Die Zelle wird zur Schnittstelle zwischen alltäglicher und nicht alltäglicher Wirklichkeit: Hier tun sich Möglichkeiten auf, die wir noch kaum durchschauen oder uns gar zunutzemachen können.

Zum Glück müssen wir die einzelnen Arbeitsschritte dieser winzigen Bauteile mit dem Verstand nicht verfolgen. Doch wir können sie mit unserem Bewusstsein beeinflussen. Die herkömmliche Forschung hat gezeigt, wie schädlich negatives Denken, Stress und Giftstoffe für die Zellen des Immunsystems und das Gehirn sind. Mittlerweile

sammelt die Wissenschaft Beweise für die heilsame Wirkung von spirituellen Praktiken wie etwa der Meditation. Mit diesen Zusammenhängen beschäftigt sich unter anderem Daniel Goleman in seinem Buch *Die heilende Kraft der Gefühle: Gespräch mit dem Dalai Lama über Achtsamkeit, Emotion und Gesundheit.* Weitere Veröffentlichungen zeigen außerdem, dass es der Gesundheit und der allgemeinen Lebensfreude dient, wenn man sich die heilende Kraft des positiven Energieflusses zunutzemacht. Beispielsweise: *Dialog mit dem Dalai Lama: Wie wir destruktive Emotionen überwinden können*, ebenfalls von Daniel Goleman, und *Geistige Fitness im Alter: So bleiben Sie vital und kreativ* von Gene Cohen.
Bereits vor Hunderten von Jahren hat der Dichter Rumi das Mysterium der Verbindung zwischen Seele und Körper in Worte gefasst, indem er schrieb: »Der Körper ist das Flussbett, und die Seele ist das fließende Wasser.« Genau an dieser Schnittstelle zwischen Seele und Körper vollzieht sich Heilen auf der Zellebene.

***»Der Körper ist das Flussbett,
und die Seele ist das fließende Wasser.«***
Rumi

Jede Zelle setzt sich aus fünf Bestandteilen zusammen, die Sie verstehen müssen, damit Sie die Ihnen innewohnende Fähigkeit zur Erneuerung und Heilung aktivieren können. Wie in Tabelle 3 und in der Abbildung auf Seite 69 dargestellt wird, besitzt jedes Zellenbauteil eine entscheidende und genau festgelegte Funktion, die sie uns zur Verfügung stellt.

Tabelle 3

Zellenbauteile	Struktur	Funktion
Zellmembran	komplexe, schützende Hülle mit Rezeptoren	*Kommunikation:* reguliert die Zellaktivität, indem bestimmte Baustoffe aufgenommen oder ausgeschieden werden, und bewahrt die strukturelle Unversehrtheit der Zelle
Mikrotubuli	winzig kleine Fortsätze der Zellmembran, die in benachbarte Zellen hineinreichen	*Kommunikation:* übermitteln mittels biochemischer Päckchen Informationen zwischen den Zellen
Zellkern	der von einer Membran umschlossene Bereich im Inneren einer Zelle, der die DNA enthält, das Handbuch für die Bedürfnisse des Körpers	*Information:* bewahrt den »Code des Lebens« und reguliert die Zellaktivität, indem er Schablonen für die Produktionsfunktionen der Zellen erzeugt
Endoplasmatisches Retikulum	lange Schichten einer spezialisierten Membran im Inneren der Zelle	*Aktion:* verantwortlich für die Schlussproduktion von strukturellen und enzymatischen Proteinen
Mitochondrien	die Kraftwerke der Zelle, umgeben von einer doppelten Membran und ausgestattet mit eigener DNA, die Enzyme für den Citratzyklus und die ATPasen enthält	*Energie:* produziert alle Energie, die die Zelle braucht

Die meisten Zellen haben ihren Grundbauplan und biologische Funktionen gemeinsam, auch wenn sie unterschiedlich aussehen. Eine tierische Zelle kann rund, würfelförmig, zylindrisch oder lang und sehnig sein, je nachdem, wo sie angesiedelt ist und welche Funktion sie erfüllt. Jede Zelle besitzt eine äußere *Zellmembran*, an deren Rezeptoren Moleküle festmachen können. Diese Rezeptoren fangen freischwebende Botenstoffmoleküle wie etwa Hormone ein und bugsieren sie ins Innere der Zelle, damit sie dort bestimmte Zellaktivitäten auslösen. Dies ist eine, jedoch nicht die einzige Möglichkeit für Zellen, mit dem Rest des Körpers in Kontakt zu bleiben, und ihre Biochemie entsprechend seiner Bedürfnisse anzupassen.

Formbarkeit, eine Eigenschaft der tierischen Zellmembran, sorgt für die weiche Beschaffenheit unseres Körpers. Die knackigen Zellwände von Pflanzen hingegen werden durch Zellulose verstärkt. Bäume würden nicht aufrecht stehen, wenn sie die nachgiebige Zellmembran der tierischen Zellen aufwiesen. Nur Pflanzenzellen besitzen Wände, die ihre Zellmembran schützen. Bei tierischen Zellen dringen winzige Röhrchen, die *Mikrotubuli*, aus der Membran in die Nachbarzellen ein. Durch diese Mikrotubuli senden sie mittels bestimmter Moleküle Botschaften an ihre Nachbarzellen, die von dort auf dem gleichen Weg immer weitergereicht werden. Unsere Körper sind lebendige, verschaltete Bewohner des Universums und keineswegs nur hundert Billionen isolierte zelluläre Inseln.

Im Inneren der Zellmembran schwimmt ein ganzer Kosmos aus Komplexität und Schönheit in der *Zytoplasma* genannten Zellflüssigkeit. Zytoplasma besteht zu mehr als neunzig Prozent aus Wasser, und man kann nur spekulieren, welchen Einfluss unsere Gedanken auf diese Zellflüssigkeit nehmen und sich damit auch auf andere lebenswichtige Funktionen der anderen subzellulären Bausteine auswirken. Masaru Emotos provokantes Buch *Die Antwort des Wassers* fordert uns auf, tiefer über die Botschaften nachzudenken, die wir unserem eigenen wässerigen Milieu übermitteln. Im Zytoplasma schwimmen Fasern, die ein lockeres inneres Skelett der Stabilität erschaffen. Dennoch erfährt der Energiefluss keinerlei Einschränkung.

Zu einem Großteil besteht jede Zelle aus ihrem Zellkern, der von einer eigenen Membran umgeben ist. Kernporen durchsetzen die Zellkernmembran, um relativ große Molekülgruppen passieren zu lassen, die die Anweisungen des genetischen Codes der DNA in Zellproduktion und -funktion übersetzen. Die DNA ist das Informationszentrum der Zelle.

Von Molekülen übermittelte Botschaften weisen die Produktionsstätten in der Zelle an, ganz bestimmte, für den Körper erforderliche Substanzen herzustellen. Diese Produktionsstätten befinden sich außerhalb des Zellkerns im *Zytoplasma.* Dort stellt ein reichverzweigtes Kanalsystem flächiger Hohlräume mit dem Namen *endoplasmatisches Retikulum* das Aktionszentrum der Zelle dar. *Ribosomen* heben sich in großer Zahl von der Oberfläche des endoplasmatischen Retikulums ab. Molekulare Informationen dirigieren in vorgegebenen Sequenzen die Vereinigung von Atomen zu Molekülen, aus denen schließlich Proteine entstehen. Jedes Protein ist einzigartig. Aus dem einen entsteht eine Muskelfaser, aus einem anderen ein Östrogenmolekül oder ein der Verdauung dienendes Enzym, und wieder ein anderes erhält die Aufgabe zugewiesen, Ihrer Nase ihre Form zu geben.

Die DNA ist das Informationszentrum der Zelle.

Manche Zellen filtern ihre Erzeugnisse auch in den Blutstrom, damit sie anderen Bereichen des Körpers zur Verfügung stehen. Sauber verpackt in kleinen Bläschen mit einer eigenen Membran (*Vesikel*) schwimmen die Zellerzeugnisse zur Zellmembran und gelangen hinaus.

Woher bekommt eine Zelle all die für diese Aktivitäten erforderliche Energie? Nachdem die vom Körper aufgenommene Nahrung verdaut wurde und in den Blutstrom gelangt ist, absorbieren Zellen das, was sie benötigen, damit ihre Kraftwerke anlaufen können. In jeder einzelnen Zelle existieren winzige ellipsenähnliche Dynamos, Hunderte der kraftwerkähnlichen *Mitochondrien*. In einer großartigen komplexen Reaktionsfolge, die man auch als *Citratzyklus* bezeichnet, wird in den Mitochondrien Glukose – eines der Endprodukte der Verdauung (Glykolyse) – aufgespalten, Energie freigesetzt und für den zukünftigen Bedarf eingelagert. Dieser alles entscheidenden Energie ist es jedoch nicht gestattet, sich ungezügelt und frei in der Zelle auszubreiten. Vielmehr wird sie sofort von Enzymen vereinnahmt, den ATPasen, die wie Fledermäuse an den Doppelmembranen der Mitochondrien hängen. Die eingelagerte Energie der Zelle steht nun für Wärmeproduktion, Reparaturarbeiten oder für die Synthese zur Verfügung.

Kurioserweise dreht sich das ATPase-Enzym wirbelnd im Kreis, während es Energie einlagert oder freisetzt. Offenbar spiegelt sich die Spiralförmigkeit des Universums auch noch im kleinsten Zellbaustein wider. Die leistungsstärksten Teleskope werden ins All gerichtet, um dort in Spiralen angeordnete Galaxien zu beobachten, während das Elektronenmikroskop im Inneren von Zellen Spiralstrukturen sichtbar macht, die dort das Leben steuern. Auch die Ribosomen, die auf den Falten des endoplasmatischen Retikulums sitzen, ordnen sich in Spiralen an,

während sie die für den Körper lebenswichtigen Proteine bilden.
Selbst die DNA tritt in einer Doppelspirale in Erscheinung. Und inzwischen wissen wir auch, dass sogar die für den Energiehaushalt des Körpers verantwortlichen Enzyme in den Mitochondrien einen Spiralentanz aufführen.

Meditation mit dem universellen Archetypus der Spirale und den Bausteinen der Zelle

Die nachfolgenden Meditationen werden Ihnen bei der Visualisierung der DNA-Spirale helfen und Ihnen eine tiefere Verbindung mit der universellen Lebensenergie ermöglichen, die Sie für die Heilung auf der Zellebene benötigen. Lassen Sie es zu, dass der universelle Archetypus der Spirale Sie unterstützt, erneuert und Ihre Zellen energetisch auftankt.

Brücke zur Heilung

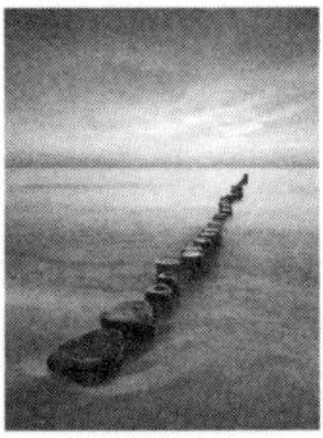

Stellen Sie sich vor, dass Sie zu einer spiralförmigen Sternengalaxie gelangen und einen der rotierenden Sternenstränge fassen können.
Ziehen Sie den funkelnden Sternenstrang zu sich heran. Gehen Sie davon aus, dass diese kosmische Spirale die Spiralen tief im Inneren Ihrer Zellen harmonisiert. Erlauben Sie es dem Rotieren des Universums, Sie zu unterstützen und zu erneuern und die Bestandteile Ihrer Zellen mit Energie aufzuladen.
Um noch tiefer einzutauchen, visualisieren Sie die Bausteine Ihrer Zellen und meditieren über die nachfolgenden Affirmationen:
Möge jede einzelne Zellmembran vollkommen dicht und doch

zugleich durchlässig sein, ihrer schützenden Funktion verpflichtet und doch zugleich offen für die Kommunikation mit dem Körper.
Möge die Kommunikation zwischen den Zellen mittels der Mikrotubuli leicht und genau sein und überall in meinem Körper Verbindungen herstellen.
Möge die in meiner DNA codierte Information sich in unerschöpfliche Gesundheit übersetzen.
Mögen alle von meinen endoplasmatischen Retikula produzierten Enzyme und alle anderen Strukturen in meinem Körper gesund sein, um auf optimale Weise in Aktion treten zu können.
Möge die rotierende Energie in meinen Mitochondrien sanft fließen, reichhaltig und wohldosiert sein, damit ich mein Leben kraftvoll führen kann.

7
Die Heilung auf der Zellebene in der Praxis

Ob wir uns nun einer stabilen Gesundheit erfreuen oder uns mit Krankheiten auseinandersetzen müssen – unsere Reise ins Innere der Zellen macht den Weg frei für Energieheilung und die Einflussnahme auf unser physisches Leben. Im Laufe eines Menschenlebens werden wir mit Verletzungen an Körper, Geist und Seele konfrontiert. Manch ein »aufgeschlagenes Knie« heilt langsamer, als wir erwarten dürfen, und wir müssen die zurückgebliebenen Blockierungen ausräumen. Sobald alle Widerstände und die damit einhergehenden Einschränkungen überwunden sind, kann der Fluss unserer Lebensenergie uns erfüllen, nähren, inspirieren und heilen. Mit unserem neuen Bewusstsein vom heilenden Energiefluss dringen wir bis in die letzte Zelle vor, gelangen wir an die Schnittstelle von Energie und Materie, an der Leben entsteht. An dieser Schnittstelle ähnelt der Tanz von Energie und Materie dem Tanz des Universums, in dem sich grenzenloser Geist mit jenem Bewusstsein vereint, das wir *physische Wirklichkeit* nennen. Unsere Zellen und ihr außerordentliches inneres Zusammenspiel choreographieren für uns diesen Tanz und führen ihn auf.

Die Zellen als die Schnittstellen von Energie und Materie bringen Leben hervor.

Richtlinien für das Heilen auf der Zellebene

Bevor wir uns den konkreten Einsatzmöglichkeiten des Heilens auf der Zellebene zuwenden, sollten wir uns mit den Richtlinien der Energieheilung befassen. Im Folgenden sind sie aufgeführt und kurz erläutert:

1. Seien Sie achtsam.

- Entwickeln Sie ein hohes Niveau der Wertschätzung für Ihren Körper, Ihren Geist und Ihre Seele. Seien Sie ebenso dankbar für Ihre gegenwärtigen Lebensumstände und den momentanen Zustand Ihrer Gesundheit.
- Erkennen Sie Blockierungen und machen Sie sich daran, sie im Rahmen Ihrer gegenwärtigen Möglichkeiten aufzulösen.
- Bedienen Sie sich der Bildersprache und der Kinesiologie, um den Energiefluss in Ihrem Körper in dem Ihnen derzeit möglichen Maß zu spüren.

2. Erkennen Sie Widerstände.

- Achten Sie darauf, ob Sie während Ihrer Reise zur Heilung Widerstände entwickeln. Nehmen Sie sich Zeit, um sich mit dem Thema zu beschäftigen und sich darüber klarzuwerden, wie hoch Ihre Bereitschaft zur Heilung ist.
- Falls Sie bei sich Widerstände entdecken, dann bekämpfen Sie Ihre Blockierungen wie bereits beschrieben so lange, bis Sie spüren, wie Energie von Ihrem Scheitel aus durch Ihren Kopf und durch Ihren Körper fließt und ihn durch die Füße wieder verlässt. Bitten Sie sich selbst auf neutrale, vorurteilsfreie Weise um Erkenntnisse zu Ihren inneren Widerständen. Das wird Sie voranbringen oder Ihnen zusätzliche spirituelle

Unterstützung verschaffen, mit der Sie sich aus unerwünschten Situationen befreien können.

3. Richten Sie Ihren Blick nach innen.
- Wenden Sie sich nach innen, und begeben Sie sich in den tiefstmöglichen meditativen Zustand.
- Zu Beginn Ihrer Meditation suchen Sie in sich zunächst einen Ort der Stille. Dann öffnen Sie sich für das intuitive Wissen über Ihre momentane Situation.
- Während Sie sich nach innen wenden, versuchen Sie die Zellen aufzuspüren, die der Heilung ganz besonders bedürfen. Binden Sie diese Zellen ein in eine Spirale aus Seelenlicht. Halten Sie diese Vorstellung so lange aufrecht, wie Sie konzentriert dabeibleiben können.

4. Integrieren Sie Heilenergie.
- Nach Abschluss Ihrer Heilmeditation ruhen Sie sich kurz aus, während Sie die Vorstellung aufrechterhalten, dass die Heilenergie Ihren Körper erfüllt. Sprechen Sie die Zellen Ihres Körpers mit den Worten an: *»Ich vertraue darauf, dass ihr eure Heilung weiter vorantreibt, und ich bitte die spirituelle Dimension meines tiefsten Heilbewusstseins, euch zu führen, zu erhalten und zu beleben.«*
- Verändern Sie diese Aussage nach Ihren Bedürfnissen, um eine bessere Wirkung zu erzielen.

Bisher haben wir uns damit beschäftigt, wie ein Lebewesen im Inneren strukturiert ist und seinen Energiefluss aufrechterhalten kann und wie Heilverfahren im Einzelnen auf die spezifische Beschaffenheit unseres Körpers abgestimmt werden müssen. Wird energetisches Heilen als ergänzende Behandlung bestimmter Sympto-

me und Zustände eingesetzt, müssen die individuelle Situation und die Bedürfnisse besonders berücksichtigt werden.
Im Folgenden beschreibe ich ein paar Beispiele für Symptome und Zustände, bei denen sich das Heilen auf der Zellebene als besonders wirkungsvoll erwiesen hat. In meiner Praxis haben bei Hunderten von Fällen Meditationen und Visualisierungen als Ergänzung der medizinischen und psychologischen Behandlung von Patienten den Durchbruch bewirkt.
Dies ist keine vollständige Liste von Krankheiten oder Verfahren, die durch das Heilen auf der Zellebene positiv beeinflusst werden können. Es soll vielmehr beispielhaft gezeigt werden, wie es möglich ist, Informationen über den Körper und die Zellen nutzbringend mit Heilmeditationen zusammenzuführen.

Altern

Gibt es irgendeinen Prozess, der so natürlich und zugleich so gefürchtet ist wie das Altern? Wir alle sind Zeugen der boomenden Anti-Aging-Industrie. Der Markt wird überschwemmt von Kosmetikprodukten, Nahrungsergänzungsmitteln und Behandlungen, die mehr dazu dienen, unsere Ängste einzudämmen oder unsere Phantasien zu beflügeln, als den durch ungebremsten Stress, sitzende Tätigkeiten und zu hohe Fettaufnahme angerichteten Schaden zu beheben. Welche biologischen Faktoren sind verantwortlich für das Altern? Welchen Einfluss können wir nehmen, damit wir lange und gut leben?
Wir haben bereits darüber gesprochen, dass für jede differenzierte Zellgruppe genetisch festgelegt ist, wie viele Zellen absterben und erneuert werden. Manche Körper-

zellen leben einen Monat, andere bleiben uns ein Leben lang erhalten. Menschliche Körperzellen haben die Fähigkeit, sich zu erneuern, wenn sie beschädigt wurden.
Manche Wasserlebewesen bestehen aus einer begrenzten Anzahl von Zellen, die sich bereits im Ei bilden und jede weitere Zellteilung einstellen, sobald der Brutprozess abgeschlossen ist. Diese einfachen Geschöpfe sterben, sobald ihre Zellen erschöpft sind; ihr Leben ist kurz und vorhersagbar. Sie leben freischwebend im Wasser und schwimmen wild umher. Ihre Fortbewegung erfolgt mittels zweier Räderorgane mit Wimpernkränzen, denen sie ihren Namen verdanken: *Rädertiere.* Anhand dieser Tiere lässt sich das biologische Prinzip zeigen, dass die Lebensdauer einer Zelle programmiert sein kann. Damit ist auch der Zelltod programmiert – die Zelle stirbt nicht durch ein Raubtier oder irgendwelche Giftstoffe von außen. *Apoptose* ist der biologische Begriff für den programmierten Zelltod.
Bei Menschen verhält es sich allerdings komplizierter. Wir leben sehr viel länger als die Rädertierchen, und in unserem Körper finden sich viele verschiedene Zellsysteme mit unterschiedlicher Lebenserwartung. Rädertierchen sind durchsichtig wie Kristalle: Unter dem Mikroskop kann man jede einzelne ihrer Zellen erkennen. Die undurchsichtige Beschaffenheit unserer Haut macht es uns schwer, zu durchschauen, was im Inneren unseres Körpers im Verlauf des Alterungsprozesses geschieht. Wir wissen, auch unsere Zellen haben eine begrenzte Lebenserwartung. Die roten Blutzellen leben etwa hundertzwanzig Tage und werden in rasendem Tempo – drei Millionen pro Sekunde – unablässig ersetzt. Moleküle aus erschöpften und zerfallenen Zellen werden durch die Milz aus dem Blutstrom gefiltert und wiederverwertet. Man könnte behaupten, unser Körper sei eine Recyclinganlage, die sich

ihrer eigenen Atome und Moleküle bedient, um neue Zellen zu schaffen.
Doch wenn Altern ein natürlicher Prozess ist, warum beziehen wir es dann beim Thema Heilen mit ein? Aus zwei Gründen. Erstens, weil nicht festgelegt ist, wie lange Menschen unter optimalen Bedingungen leben können. Es gibt Aufzeichnungen darüber, dass Angehörige eines bestimmten Stammes in der Himalaja-Region hundertzwanzig Jahre und länger leben. Zweitens, weil neuere Forschungen darauf schließen lassen, dass Zellschäden uns früher altern lassen, als es unsere genetische Programmierung eigentlich vorsieht. In Anbetracht der Tatsache, dass wir diese Lebensreise, die mit dem Tod endet, mit allen Lebensformen gemeinsam haben, verfolgen wir natürlich das Ziel, für sie die optimale Dauer bei optimaler Gesundheit zu erreichen.
Um die Gesundheit unserer Zellen zu sichern, müssen wir uns den Mitochondrien zuwenden. Diese winzigen Zellkraftwerke besitzen eine eigene DNA, auch wenn es nur ein kurzer Strang mit knapper Codierung ist. Wenn sich eine Zelle teilt, um zwei neue zu bilden, dann spalten sich unabhängig vom Zellkern auch die Mitochondrien auf, um die neue Zelle mit ausreichend Kraftwerken auszustatten. Mit zunehmendem Alter treten in den kurzen DNA-Strängen der Mitochondrien Fehler oder Mutationen auf. Einige von ihnen können sich auf den Code auswirken und schließlich den Bau neuer Mitochondrien verhindern. Doch Zellen, die nicht genügend Energie für ihr Fortbestehen haben, bilden Gewebe, die entweder ihre Arbeit vollständig eingestellt haben oder zumindest hochgradig geschädigt sind. So nimmt beispielsweise die Muskelmasse, wahrscheinlich aufgrund eines solchen Mechanismus, mit dem Alter ab. Der durch Schäden an den Mitochondrien verursachte Zelltod scheint für den

Alterungsprozess eine größere Rolle zu spielen als Stress – das jedenfalls legen die neuesten Forschungsergebnisse bei Mäusen nahe.

Brücke zur Heilung

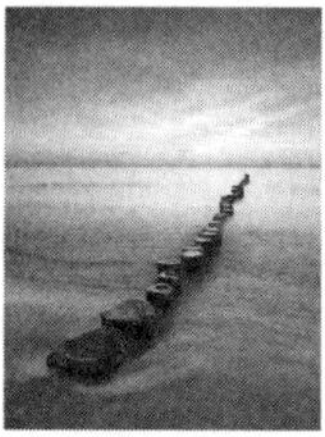

Diese Meditation unterstützt auf der Zellebene ein langes, gesundes Leben:

1. Beseitigen Sie aus Ihrem Geist jede Angst vor dem Altern. Stellen Sie sich vor, wie immerwährend Energie durch Ihren Körper fließt, so wie es seit Anbeginn der Zeit geschieht.

2. Nehmen Sie diese Energie mit Ihrem ganzen Körper und Bewusstsein an. Seien Sie dabei entspannt. Stellen Sie sich vor, wie die Energie jede einzelne Ihrer Zellen erreicht und belebt.

3. Visualisieren Sie, wie Heilenergie in Ihre kleinen Zellkraftwerke gelangt und von dort sogar in die kurzen DNA-Stränge Ihrer Mitochondrien.

4. Bitten Sie darum, dass die in der DNA gespeicherten Informationen sicher vor jeglichem Schaden sein mögen.

5. Beleben Sie Ihre Zellen mit einem Energieschub, damit ihre genetischen Codes funktionstüchtig bleiben, sich ihren inneren Zusammenhalt und ihre Fähigkeit zur Selbsterneuerung bewahren.

Arthritis und Arthrose

Arthritis ist die Entzündung der Gelenke unter anderem der Finger-, Hand-, Knie-, Knöchel- und Hüftgelenke. Die rheumatoide Arthritis ist eine Autoimmunschwäche, die mit unablässigen Schmerzen sowie einer bleibenden Schwellung der Gelenke einhergeht. Die Entzündung scheint durch den Körper zu reisen und überall verheerenden Schaden anzurichten. Die Ursache für Arthritis ist nicht vollständig geklärt, doch spielen alte Verletzungen, Infektionen und genetische Veranlagung eine Rolle.

Bei Arthrose handelt es sich um eine Degeneration der Gelenke durch den Abbau der Knorpelsubstanz. Damit verbunden sind eine Knochenverdichtung und Kalkablagerungen im Gelenk. Die Ursachen sind unter anderem eine übermäßige Belastung, Arthrose kann aber auch als Folge einer entzündlichen Gelenkerkrankung entstehen. Die Schmerzen sind meist belastungsabhängig.

Die Zellen, die bei der Entstehung von Gelenkerkrankungen eine Rolle spielen, lassen sich zwei Kategorien zuordnen: Die einen bewirken Kalkablagerungen im Gelenk und die anderen die Entzündungsreaktion. In der Heilmeditation werden beide Abläufe getrennt angesprochen.

Brücke zur Heilung

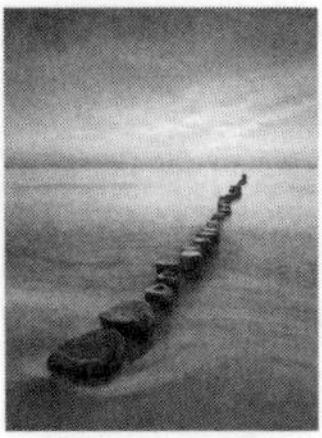

Übung für Arthrose:

1. Osteoklasten erkennen die überflüssigen Kalkablagerungen. Veranstalten Sie in Ihrer Vorstellung eine »Vorstandssitzung«, und wenden Sie sich an die Osteoklasten in Ihrem Körper. Verkünden Sie, dass es ihre vorrangige Aufgabe ist, überflüssige Kalkablagerungen aufzuspüren und vollständig zu beseitigen.

2. Vertrauen Sie darauf, dass die genetische Codierung der Osteoklasten für die optimale Knochenmenge in Ihrem Körper und für die richtige Verteilung von Kalzium sorgen wird.

Übung zur Bekämpfung der Entzündung:

1. Stellen Sie sich vor, dass Sie mit Ihrem Atem die schmerzhaften Bereiche in Ihrem Körper erreichen, dass Ihr Atem die scharfen Kanten des Schmerzes abschleift und mit seinem

Ausströmen abtransportiert. Wiederholen Sie den Vorgang so lange, bis Sie sich zum nächsten Schritt bereit fühlen.
2. Malen Sie sich einen erfrischenden Wasserfall im Gebirge aus, stellen Sie sich vor, wie er durch Ihren Körper strömt, Ihre heißen Gelenke kühlt und die Entzündung durch Ihre Fußsohlen mit sich davonträgt. Visualisieren Sie Ihre Zellen, ihre Reaktion auf das schwächer werdende Entzündungssignal und ihre Rückkehr zu normalem, ruhigem Funktionieren. Stellen Sie sich vor, dass sie sich so lange ruhig verhalten, bis sie für den Kampf gegen eine spezifische Krankheit gebraucht werden.

Malen Sie sich einen erfrischenden Wasserfall im Gebirge aus, wie er durch Ihren Körper strömt, Ihre heißen Gelenke kühlt und die Entzündung durch Ihre Fußsohlen mit sich davonträgt.

Autismus

Die wachsende Zahl von Autismus betroffener Kinder ist besorgniserregend. Die Ursache der Krankheit ist unbekannt. Die komplexe Ansammlung von Beeinträchtigungen, die zum Erscheinungsbild der Krankheit gehören, treten für gewöhnlich innerhalb der ersten drei Lebensjahre auf. Gegenwärtig geht man davon aus, dass von zweihundertfünfzig Kindern ein Kind mit Symptomen aus dem Autismusspektrum geboren wird. Diese neurologische Störung führt zur Beeinträchtigung der Sprache und des Sprachvermögens und wirkt sich letztlich auf Kommunikation und Bindungsfähigkeit aus. Zwar liegen autistische Kinder bei Intelligenztests etwa siebzig Prozent unter ihrem Altersdurchschnitt, doch es kann nicht davon ausgegangen werden, dass dieser Test die kognitive Situation der Autisten vollständig erfasst. Manche dieser

Kinder sind erstaunlich aufgeweckt und verfügen über hoch spezialisierte Inselbegabungen.
Bei der Suche nach Heilung sind es für gewöhnlich die Eltern oder Erziehungsberechtigten, die zugunsten des Kindes intervenieren, da die meist noch sehr kleinen Kinder rasch an ihre kommunikativen Grenzen stoßen.
Zwei Problembereiche sind bei meiner sehr begrenzten, doch erstaunlich erfolgreichen Arbeit mit drei autistischen Kindern zutage getreten. Zwei von ihnen waren fünfjährige Jungen: Einem von ihnen bin ich persönlich begegnet, den anderen, Terry, habe ich nicht kennengelernt. Zu dem dritten Kind, ein dreijähriger Junge, der im Mittleren Westen lebt, hatte ich ebenfalls keinen direkten Kontakt.
Terrys Geschichte begann damit, dass sein Vater mich aus Ohio anrief und mich fragte, ob ich versuchen könnte, seinem Sohn zu helfen. Ich baute Terry in meine tägliche Morgenmeditation ein, um herauszufinden, ob er reagieren und ob ich bei ihm etwas erreichen würde. Zu jener Zeit, vor ungefähr zwei Jahren, befand Terry sich ganz und gar in seiner eigenen Welt, zu der auch die Faszination für Autos gehörte.
Über zwei Jahre setzte ich die Fernheilung bei Terry fort. Ich rief seine Eltern jeweils zum abgesprochenen Zeitpunkt an und arbeitete dann etwa eine Stunde lang mit Terry. Inzwischen spricht er, lacht, lädt Gleichaltrige zu seinem Geburtstag ein und geht zur Schule. Auch wenn seine Heilung nicht vollständig ist, so hat er doch ein gutes Stück aus seinem Rückzug nach innen herausgefunden. Einen Höhepunkt erlebte unsere Zusammenarbeit, als Terry eines Tages am Telefon mit mir sprach.
Wenn ich zu verschiedenen Zeiten am Tag über die drei Kinder meditierte, dann hatte ich das Gefühl, als sei ich der Reihe nach an ihre jeweilige Wahrnehmung angeschlossen. In diesem Bewusstseinszustand konnte ich die

Verwirrung und die Verzweiflung der Kinder gut spüren. Sie fühlten sich überwältigt von all den Informationen, die auf sie einhämmerten, als müssten sie unablässig hundert plärrende Fernseher im Auge behalten. Offenbar machten ihnen der Lärm und die mit ihm einhergehende Verwirrung Angst und drängten sie in eine nur für sie erreichbare stillste Ecke. Ich spürte, dass die Kinder »Gatter« brauchten, um Kontrolle über die Vielfalt und das Maß an Input zu gewinnen. In der ersten Phase meiner Zusammenarbeit mit den Kindern schuf ich Sicherheit für sie, indem ich ihnen in meinem Kopf den Gebrauch solcher Sicherheitsgatter »zeigte«.
Erst wenn ihre Eltern berichteten, dass sie entspannter wirkten, besser kommunizierten und sich emotional stabiler zeigten, half ich ihnen, sich jeweils auf nur einen »Kanal« zu konzentrieren. Ich setzte darauf, dass sie es lernen konnten, den Missklang, der ihnen zu Bewusstsein kam, einzuschränken. In einem letzten Schritt ging es mir darum, sie dazu anzuhalten, die Welt außerhalb der Grenzen ihrer Isolation zu erforschen.

Brücke zur Heilung

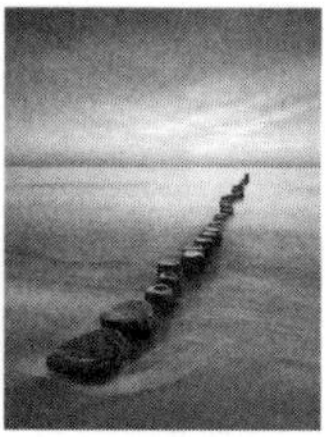

Diese Übung ist für die Eltern autistischer Kinder. Sie werden selbst am besten wissen, wie oft Sie mit Ihrem Kind arbeiten können. Anfangs rate ich zu zweimal die Woche. Zu Beginn fallen Ihnen vielleicht höchstens subtile Veränderungen auf. Terrys erster unverkennbarer Schritt war ein saftiger Wutanfall – seine Eltern waren begeistert. Er hatte seine mit Macht zurückgehaltenen Emotionen herausgelassen.

1. Stellen Sie auf der Herzensebene eine spirituelle Verbindung zwischen sich und Ihrem Kind her, ohne es dazu aus seiner momentanen Tätigkeit (und sei es Schlafen) herauszureißen oder sich ihm körperlich aufzudrängen. Gelangen Sie in einen meditativen Zustand. Stellen Sie sich Ihr Kind vor, und spüren Sie die Herzensverbindung zwischen sich und Ihrem Kind. Hierzu müssen Sie sich nicht beide im gleichen Raum befinden, denn bei spirituellen Verbindungen spielt die räumliche Entfernung keine Rolle.

2. Machen Sie sich von sich selbst ein Bild in einer Umgebung, in der Sie sich sicher und aufgehoben fühlen. Bleiben Sie so lange dabei, bis Sie selbst sich absolut ruhig und sicher fühlen. Dann schicken Sie Ihrem Kind Gedanken der Sicherheit und Freundschaft verbunden mit der Versicherung, dass es sich in der Welt ebenfalls aufgehoben und sicher fühlen kann. Verstärken Sie Ihre Versicherung, indem Sie dem Kind Ihren Schutz und Ihre Begleitung für seinen Weg zusichern.

3. Zeigen Sie Ihrem Kind in Ihrer Visualisierung, wie es sich immer nur auf eine Sache konzentrieren und sich damit vor unzähligen weiteren gleichzeitigen Einflüssen schützen kann. Stellen Sie sich vor, wie Sie zu einem Fernsehgerät gehen und sich für nur ein Programm entscheiden oder wie Sie unter zehn Büchern ein einzelnes auswählen. Vermitteln Sie Ihrem Kind dieses Bild in Ihrer Vorstellung, nicht mit Worten.

Chirurgische Eingriffe

Chirurgen sind vielleicht die geschicktesten Menschen auf der Erde. Sie müssen klug sein, über eine unglaubliche Augen-Hand-Koordination und über ein stählernes Nervenkostüm verfügen. Wenn bei Ihnen eine Operation ansteht, dann sind Sie bei einem gutausgebildeten, sehr erfahrenen, aufgeweckten und fokussierten Arzt am besten aufgehoben. Suchen Sie für sich einen kompetenten Operateur und ein medizinisches Team, dem Sie vertrauen können.

Dieses Kapitel gibt auf zwei Fragen Antwort: wie man sich auf eine Operation vorbereitet, und wie man sich seine Fürsprecher zunutzemacht. Ich habe mit Hunderten von Patienten unmittelbar vor der Operation, direkt nach der Operation und während der Genesung nach Verlassen des Krankenhauses zusammengearbeitet – sie sind der Beweis für die Wirksamkeit meiner Methoden.

Vorbereitung auf eine Operation

Sie haben alle anderen Wege zur Heilung ausgeschöpft und wissen, dass eine Operation nun der beste Weg ist, wieder gesund zu werden.
Akzeptieren Sie die Operation und alle damit einhergehenden Behandlungen als das Heilverfahren, das Ihnen letztlich den Teil Ihres Lebens zurückgeben wird, der gegenwärtig durch Ihre Krankheit eingeschränkt ist. Wenn Sie Medikamente einnehmen, dann halten Sie kurz inne, und segnen Sie sie, damit sie die erwünschte Wirkung in Ihrem Körper entfalten können.

Sich seine Fürsprecher zunutzemachen

Verabreden Sie sich vor dem Operationstermin mit ausgewählten Familienangehörigen und Freunden. Verbringen Sie einen Abend mit ihnen, und sprechen Sie über das, was Sie erwartet. Sie müssen miteinander in Kontakt treten können, entweder über das Telefon oder per E-Mail. Einer von ihnen sollte das Verbindungsglied zwischen Ihnen und Ihrem medizinischen Team sein und entsprechenden Zugang zu Ihren Unterlagen und behandelnden Ärzten haben – immer vorausgesetzt, dies ist für Sie die richtige Vorgehensweise. Diese Person kann sich im Krankenhaus über den jeweils neuesten Stand der Dinge infor-

mieren und seine Informationen an die Menschen weitergeben, die Ihnen nahestehen und die Ihre Fürsprecher sind.
Nehmen Sie zum Vorbereitungsgespräch für die Operation einen Ihnen vertrauten Menschen mit. Bitten Sie diesen, sich Notizen zu machen und Sie an die Fragen zu erinnern, die Sie in der Aufregung vielleicht zu stellen vergessen.
Bitten Sie Familienangehörige und Freunde, während der fünf Tage unmittelbar vor dem Operationstermin, während der Operation und fünf Tage danach für Sie zu meditieren und zu beten.

Nehmen Sie zum Vorbereitungsgespräch für die Operation einen Ihnen vertrauten Menschen mit.

Erstellen Sie einen Plan, damit während der ersten vierundzwanzig bis sechsunddreißig Stunden nach der Operation immer jemand aus dem Kreis Ihrer Vertrauten bei Ihnen ist. Sie können helfen, die Zahl der Besucher auf das verträgliche Maß zu begrenzen, Ihre Telefonate erledigen, bis Sie selbst sich wieder dazu in der Lage sehen, und den Kontakt zum Pflegepersonal für Sie halten. Kein Mensch erwartet von Ihnen, dass Sie nach der Operation sofort wieder angeregte Gespräche führen und Ihre Kräfte verschleißen.
Auch als spirituelle Quelle sind Ihre Fürsprecher wichtig. Bitten Sie sie, unter den folgenden Aspekten für Sie zu meditieren oder zu beten:

- Sie sollen darum bitten, dass Ihr Körper bestens auf die Operation vorbereitet ist, die Blutung gering ist, der Operateur leicht Zugang zum betroffenen Körperbereich findet und dass Ihr Körper den Eingriff gut annimmt. Wenn es sich beispielsweise um das Entfernen eines Tumors handelt, dann sollen sie darum bitten, dass die betroffenen Zellen sich möglichst eng zusammenschließen, damit sie leicht entfernt werden können.

- Sie sollen darum bitten, dass Ihr Ärzteteam gut ausgeruht und auf seine Arbeit konzentriert ist, damit alle Beteiligten ihr Bestes tun. Sie sollen den Chirurgen, den Narkosefacharzt und das Pflegepersonal mit Licht und Unterstützung umhüllen.

Diabetes

Tief im Inneren der Bauchspeicheldrüse – ein elliptisch geformtes Organ, das sich hinter dem Magen versteckt und im oberen Bereich zwischen den Nieren und der Wirbelsäule liegt – spucken Tausende Zellen Verdauungsenzyme aus. Ein zwar kleiner, aber äußerst bedeutsamer Teil des Organs enthält die Zellen, die für die Produktion von Insulin zuständig sind. Diese Zellen werden, nach dem Mann, der sie entdeckt hat, die *Langerhans-Inseln* genannt. Sie sind angefüllt mit Insulin und entlassen es in den Blutstrom, sobald der Körper seinen Bedarf anmeldet. Das Insulin ist unter anderem dafür zuständig, den Glukosestoffwechsel zu steuern. Wenn die Nahrung ständig sehr viel Zucker und Fett enthält, dann ist der Bedarf an Insulin groß, und die Zellen müssen immer mehr produzieren. Kommen noch andere Faktoren hinzu, wie mangelnde Bewegung und genetische Veranlagung, ist irgendwann ein Punkt erreicht, an dem der Körper nicht mehr wie verlangt reagieren kann, und es kommt zu einer *Insulinresistenz:* Das Insulin gelangt nicht mehr in die Zellen, kann also seine Arbeit nicht mehr tun. Der Blut-

zucker wird nicht mehr abgebaut und steigt an, während die Bauchspeicheldrüse immer mehr Insulin produziert, bis sie erschöpft ist und nur noch wenig oder gar kein Insulin herstellen kann. Die Folge ist ein Diabetes, der wiederum zu Durchblutungsstörungen, Sehstörungen und Gefäßkomplikationen wie Herzinfarkt oder Schlaganfall führen kann. Zwar sind Fettleibigkeit und mangelnde Bewegung als Risikofaktoren von Diabetes bekannt, doch die eigentlichen Ursachen der Krankheit bleiben weiter im Verborgen. Vor ein paar Jahren jedoch fanden Forscher heraus, dass Diabetes mit der Erkrankung der Mitochondrien in den Zellen zusammenhängt.
Heilmeditationen, gesunde Ernährung, Bewegung und Stressabbau haben sich für die meisten Diabetiker als äußerst wirkungsvoll erwiesen. Doch all diese Hilfsmittel machen die Medikamenteneinnahme nicht überflüssig, sie stellen lediglich eine Ergänzung dar.
Nach den Überlieferungen zahlreicher spiritueller Schulen sitzt im *Solarplexus*, der sich im Bereich des Zwerchfells, am Übergang zwischen Lenden- und Brustwirbelsäule befindet, die persönliche Kraft eines Menschen. Zum Solarplexus gehört die Farbe Gold, die auch für die Sonne steht. Wenn man diese Bilder und Vorstellungen mit unserem biologischen Wissen über die Bauchspeicheldrüse verbindet, dann kann die nachfolgende Meditation helfen, die Insulinproduktion zu stabilisieren und den allgemeinen Gesundheitszustand zu verbessern. Passen Sie die Übung Ihren individuellen Bedürfnissen an.

Nach den Überlieferungen zahlreicher spiritueller Schulen sitzt im Solarplexus die persönliche Kraft eines Menschen.

Brücke zur Heilung

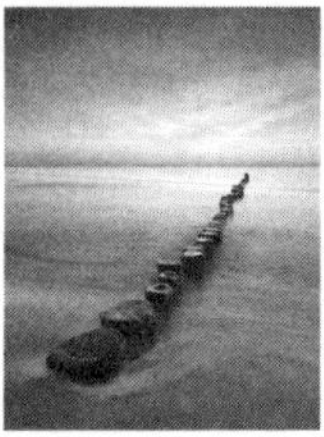

1. Stellen Sie sich Ihren Solarplexus als warme Sonne vor. Atmen Sie in Ihre Körpermitte. Überschwemmen Sie Ihre Zwerchfellregion mit Bildern von warmem, goldenem Licht.

2. Suchen Sie Ihren Platz in der Welt, das Zentrum Ihrer persönlichen Kraft. Sehen Sie sich dort stehen, eingehüllt in einen Mantel aus goldenem Licht, das in Spiralen aus Ihrem innersten Kern hervortritt. Führen Sie das goldene Licht und Ihr Bewusstsein tief in Ihr Inneres bis hinein in Ihre Bauchspeicheldrüse.

3. Wenden Sie sich an die Zellen in den Langerhans-Inseln, die für die Insulinproduktion zuständig sind. Feuern Sie sie an; schicken Sie ihnen mit Ihrer Energie Ihre Unterstützung. Sehen Sie vor Ihrem inneren Auge, wie sie in warmem, goldenem Licht gebadet werden.

4. Stellen Sie sich vor, dass Sie sogar noch tiefer eindringen können. Führen Sie Ihr Bewusstsein in die Mitochondrien der Zellen, die für die Insulinproduktion zuständig sind. Baden Sie sie in goldenem Licht. Senden Sie ihnen Erneuerung, Unterstützung und den erschöpften Enzymen neue Kraft. Ermutigen Sie die Mitochondrien, die spirituelle Energie aufzunehmen und für die Erzeugung physischer Energie für den Körper zu nutzen.

Emotionale Beschwerden

Es gibt eine Vielzahl emotionaler Symptome und eine große Bandbreite möglicher therapeutischer Interventionen. Schauen wir uns die verschiedenen emotionalen Störungen an, betrachten wir die Vorschläge für Wege zur Heilung. Spirituelle Unterstützung kann grundsätzlich immer in jedes andere Heilverfahren integriert werden.

Spirituelle Unterstützung kann grundsätzlich immer in jedes andere Heilverfahren integriert werden.

Schwere emotionale Traumata

Im Fall von schweren emotionalen Traumata ist eine medizinische und psychologische Behandlung unumgänglich. In Verbindung mit einem guten Therapeuten kann die spirituelle Unterstützung durch Ihre Kirche, Ihren Glauben, durch Meditationspraktiken oder durch Ihren Heiler den Genesungsprozess beschleunigen. Es kann vorkommen, dass Traumata die Zellen des Gehirns oder ganze Bereiche beeinträchtigen oder sogar blockieren.
Atemmeditation kann Ihnen helfen, zur Ruhe zu finden und den Kopf frei genug zu bekommen, damit Sie die professionelle Hilfe, die Sie benötigen, finden und annehmen können. Falls es sich um eine Situation aus der ferneren Vergangenheit handelt, die Sie auch dann noch quält, nachdem Sie alle therapeutischen Möglichkeiten erschöpft haben, rate ich Ihnen, sich an einen Heiler oder spirituellen Lehrer oder an Ihren Pfarrer zu wenden.

Mittelschwere emotionale Störungen

Emotionale Störungen, die uns aus der Bahn werfen und uns aus unserer Mitte reißen, können wir im Körper deutlich wahrnehmen. Die nachfolgende Meditation ist hilfreich, wenn ein Ereignis oder eine Beziehung die Ursache für eine emotionale Störung ist. Sie wird Ihnen helfen, zurück zu einem vernünftigen und biochemisch ausgeglichenen Zustand zu finden und die Situation oder die Person, die Ihnen zu schaffen macht, auf das rechte Maß zurückzustutzen. Die Zellen in Ihrem Körper bekommen mit, dass Sie sich um die Rückkehr zum Gleichgewicht bemühen, und kehren von der Alarmstufe Rot zum normalen Betrieb zurück.

Brücke zur Heilung

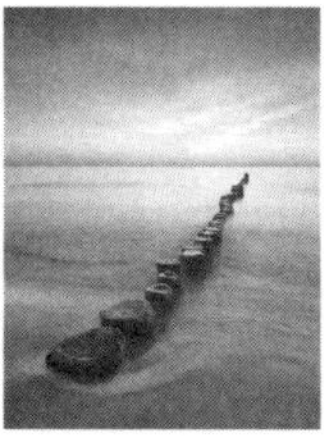

1. Stellen Sie sich vor, Sie führen sich selbst zu Ihrer Mitte zurück, an den ruhigen und geschützten Ort in Ihrem Inneren, wo Sie Zugang zu Ihrer spirituellen Quelle haben.
2. Sobald Sie sich zentriert fühlen, malen Sie sich aus, dass Sie sich an einem sicheren Ort befinden, der durch ein Eingangstor, eine Mauer oder einen Engel geschützt ist – etwa an einem bestimmten Platz in Ihrem Garten oder auf einer besonderen Wiese.
3. An diesem sicheren Ort stellen Sie sich nun die Person oder die Situation vor, die Ihnen Probleme bereitet. Visualisieren Sie sie eingehüllt in Spiralen hellen Lichts, mit dem Segen, Harmonie und Entschlossenheit einhergehen. Versuchen Sie nicht, das Ergebnis zu beeinflussen, sondern geben Sie es vertrauensvoll in die Hände des Schöpfers, Gottes, der höheren Macht oder wie immer sich die kreative Kraft auch für Sie darstellen mag.
4. Verharren Sie in der Visualisierung, bis Sie merken, dass Ihre Anspannung nachlässt und Sie sich in einem weniger erregten oder angsterfüllten Geisteszustand entspannen können. Vertiefen Sie Ihr Gefühl der Entspannung und die mit ihm einhergehenden Bilder in der Absicht, jede Zelle Ihres Körpers zu erreichen.
5. Die Zellen Ihres Körpers kehren nun zurück zu ihrem normalen physiologischen Zustand. Das Kommunikationssystem der Zellen beendet den Alarmzustand, in dem für die »Kampf-oder-Flucht-Reaktion« unablässig Hormone produziert werden.
6. Wenn Sie das Gefühl haben, die Visualisierung sei zum Abschluss gebracht, dann malen Sie sich vor Ihrem inneren Auge

aus, wie Sie sich allein an Ihrem ruhigen geschützten Ort in Ihrem Inneren befinden. Umhüllen Sie sich selbst mit leuchtenden Spiralen des Lichts. Nehmen Sie aktiv Segnung und Erneuerung an. Dann verabschieden Sie sich bewusst von Ihrem inneren geschützten Ort in dem Wissen, dass Sie jederzeit zurückkehren können.

Alltägliche emotionale Stolpersteine

Abends die Nachrichten im Fernsehen zu sehen kann eine schmerzhafte Erfahrung sein. Wie kann man mit dem permanenten Sperrfeuer aus Bildern und Informationen klarkommen, das uns mit den Traumata des gesamten Planeten verbindet?

Brücke zur Heilung

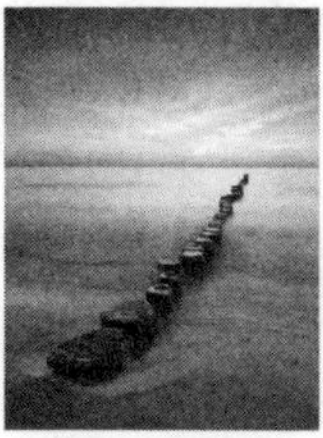

Mit der nachfolgenden einfachen Übung stelle ich mich den unmittelbaren und häufigen Herausforderungen des Lebens:

1. Im ersten Schritt geht es um die bewusste Wahrnehmung: Erkennen Sie, ob Sie sich durch irgendeine Information oder Beobachtung herausgefordert fühlen.

2. Gehen Sie davon aus, dass Sie zumindest einen kleinen positiven Beitrag leisten können, denn sonst hätten Sie sich nicht berühren lassen.

3. Zentrieren Sie sich, und hüllen Sie sich in Lichtspiralen ein. Dann senden Sie der betreffenden Situation oder Person Ihre Lichtsegnung. Wenn es irgendetwas Greifbares gibt, das Sie tun können, dann tun Sie es.

Die meisten die Welt betreffenden Belange sind so groß, dass wir uns machtlos fühlen. Doch wir dürfen darauf vertrauen, dass positive Gedanken und Lichtenergie uns dabei helfen, ein Gegengewicht gegen die uns umgebende Negativität zu erschaffen. Wenn wir uns Sorgen machen, dann schalten unsere Zellen auf Alarm – auf Dauer schaden wir damit unserer Gesundheit. Unser internes Chemielabor reagiert mit Stress und überschwemmt unseren gesamten Körper mit Stoffen, die uns darauf vorbereiten sollen, entweder zu kämpfen oder vor einer potenziellen Gefahr zu fliehen. Wiederholte Stressattacken verschleißen den Körper und machen krank. Statt unsere ganze Kraft in die Frage nach dem Warum und in unser Erschrecken zu investieren, konzentrieren wir uns besser darauf, Liebe, positive Heilenergie, Entschlossenheit und Frieden auszusenden.

Wenn wir uns Sorgen machen, dann schalten unsere Zellen auf Alarm – auf Dauer schaden wir damit unserer Gesundheit.

Trauerfälle

Die Trauerarbeit nach dem Verlust eines geliebten Menschen beginnt mit dem vollständigen Annehmen Ihrer eigenen Gefühle und Ihres Zustands. Möglicherweise brauchen Sie viel Zeit für sich oder für lange Spaziergänge, vielleicht suchen Sie das Gespräch mit vertrauten Menschen, oder Sie wollen lieber allein sein. Gehen Sie davon aus, dass jeder Tag anders sein wird. Sobald Sie dazu bereit sind, suchen Sie die Begegnung mit Menschen, die mit Trauerarbeit Erfahrung haben und die Sie und Ihre Gefühle akzeptieren können. Wenn irgendwelche Oberflächlichkeiten Sie innerlich mit den Zähnen knirschen lassen, dann setzen Sie die Gefühle so rasch wie möglich frei. Öffnen Sie sich für den Trost, den Sie durch Gebet, Meditation und die Stille erhalten. Seien Sie darauf vorbereitet, dass sich das Bewusstsein des verstorbenen geliebten Menschen in einem Traum oder in einer Vision bei Ihnen meldet. Lassen Sie diese tröstlichen visionären Begegnungen zu, ohne sie zu bewerten oder sie festhalten zu wollen. Sollten Sie solche Erlebnisse nicht haben, dann lassen Sie sich von Schilderungen solcher Begegnungen durch andere trösten. Raymond Moody und Paul Perry liefern in ihrem Buch *Blick hinter den Spiegel – Botschaften aus einer anderen Welt* zahlreiche eindrucksvolle Beispiele.

Eine persönliche Geschichte

Meine Mutter starb völlig unerwartet, als ich fünfundzwanzig Jahre alt war. Ich befand mich mitten in der Ausbildung und war vollkommen unvorbereitet auf ihren Tod. Ich war am Boden zerstört. Noch Monate danach wachte ich nachts auf, weil ich im Traum weinen musste. Nichts konnte mich trösten. Die Leute rieten mir, mich zusammenzunehmen, mich mit dem Verlust abzufinden und mein Leben wieder aufzunehmen. Ich gewöhnte mir an, meine Verlustgefühle und meine Trauer hinter einem freundlichen Gesicht zu verbergen. Als ich zwei Jahre danach noch immer gelegentlich von ihr träumte und weinend aufwachte, begab ich mich in therapeutische Behandlung. Die Arbeit mit dem Therapeuten war ungemein hilfreich. Ich fühlte mich bald freier und leichter und konnte mich wieder auf mein eigenes gutes und aufregendes Leben konzentrieren.

Nach der Geburt meiner Tochter machte ich, die nüchterne Wissenschaftlerin, eine wirklich merkwürdige Erfahrung. (Damals hatte ich die Berufung zur Heilerin noch nicht empfangen.) Ich saß nächtelang mit meinem Baby im Schaukelstuhl und wiegte es in meinen Armen, um es zu beruhigen. Da spürte ich, wie der Geist meiner Mutter seine Arme um uns legte. Sie blieb bei uns, bis meine Tochter wieder eingeschlafen war. Ich war mir sicher, dass es meine Mutter war, weil ihre Energie und ihre sanfte Berührung für mich unverwechselbar sind. Ich hatte mir nie vorgestellt, dass so etwas geschehen könnte. Es war kein einmaliges Vorkommnis. Ihr Geist besuchte uns viele Male. Ich konnte ihren Besuch nicht erzwingen; kein Gedanke oder noch so starker Wunsch führte sie zu uns, doch wenn sie kam, spürte ich ihre Gegenwart sofort.

⊙⊙⊙

Wenn Sie Ihrer Trauer auch dann noch Raum geben, nachdem Freunde und Nachbarn ihre Zuwendungen wieder auf ein normales Maß zurückgefahren und Sie die Arbeit mit einem erfahrenen Therapeuten an ihren starken Emotionen abgeschlossen haben, dann kann Trost kommen. Vielleicht wird Ihnen dann eine unerwartete Erscheinung, eine Segnung oder eine Vision zuteil, die erfüllt ist von unaussprechlicher Gnade und unerschütterlichem Glauben. Dann werden alle Zellen Ihres Körpers reagieren, und das erleichterte Aufseufzen von hundert Billionen Zellen gipfelt in einem Gefühl außergewöhnlichen Friedens.

Krebs

Krebszellen sind Teil Ihres Körpers. Früher einmal haben sie als normale Bestandteile Ihrer Brust, Lunge, Bauchspeicheldrüse, Prostata, Haut oder eines anderen Gewebes bestens funktioniert. Jede Zelle besitzt eine eigene biologische Uhr, die ihre Reparatur, ihre Vermehrung und ihren

Tod steuert. Hautzellen beispielsweise leben ungefähr einen Monat, rote Blutzellen haben eine Lebensdauer von etwa vier Monaten, Nervenzellen hingegen bleiben Jahrzehnte, wenn nicht sogar ein Menschenleben lang bestehen. Aus weitgehend unbekannten Gründen kann es vorkommen, dass sich Zellen eines beliebigen Gewebes zu schnell und unkontrolliert teilen und vermehren, wodurch ein Tumor entsteht.

Aus weitgehend unbekannten Gründen kann es vorkommen, dass sich Zellen eines beliebigen Gewebes zu schnell und unkontrolliert teilen und vermehren, wodurch ein Tumor entsteht.

Ein Enzym mit dem Namen *p53* hat die Aufgabe, in normalen Zellen den Zeitplan der Zellteilung zu regulieren. Wenn eine Zelle aus dem Häuschen gerät und sich nicht mehr an den Zeitplan hält, dann dockt p53 an die DNA an und versucht, die Zelle neu einzutakten. Klappt das nicht, dann stirbt die Zelle. Krebszellen fehlt das p53-Enzym. Außerdem verlieren sie einige charakteristische Merkmale des Gewebes, dem sie angehören. Sie durchlaufen einen neuerlichen Differenzierungsprozess und entwickeln eine merkwürdig embryonische Struktur. Immerhin behalten sie so viele Eigenschaften ihres ursprünglichen Gewebes bei, dass ein Pathologe sie noch als das erkennen kann, was sie ursprünglich waren. Wenn ein Tumor in andere Körperregionen streut und dort Metastasen bildet, dann lässt sich der Ursprungsort des Tumors für gewöhnlich anhand der Eigenschaften der wandernden Zellen erkennen. Heilmeditationen gegen Krebs beruhen auf zwei Informationen: Erstens, Krebszellen befinden sich im Ungleichgewicht mit dem Körper, und zweitens, Krebszellen fehlt ein entscheidendes regulierendes Enzym.

Brücke zur Heilung

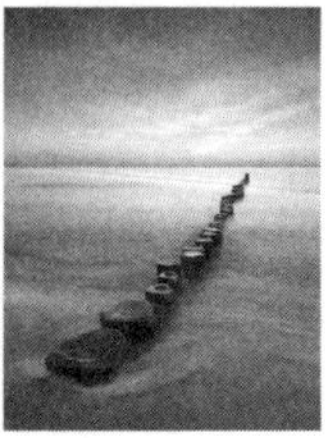

Mit dieser Übung können Sie das Gleichgewicht in der Zelle wiederherstellen:

1. Sprechen Sie die abtrünnigen Anteile Ihres Selbst an. Umfangen Sie sie mit der Energie Ihres Herzens, Ihren Emotionen und Ihrer inneren Vision.

2. Schicken Sie den abtrünnigen Krebszellen Gedanken der bewussten Anerkennung und Ihrer Verbundenheit mit ihnen. Verlangen Sie, dass diese Zellen sich entweder wiederaufbereiten lassen (also sterben) oder aber zum Wohl des gesamten Körpers zu der Teilungsrate zurückfinden, die ihrem Gewebe entspricht. Fordern Sie Ihre entarteten Zellen auf: »Lasst euch wiederaufbereiten. Eure Moleküle werden gebraucht, damit das Leben fortgesetzt werden kann.«

3. Verbinden Sie das Einatmen in Gedanken mit dem Wort »Gleichgewicht« und das Ausatmen mit »Harmonie«. Übermitteln Sie Ihren Krebszellen wie Ihren gesunden Zellen diese Botschaft zehn Zyklen lang.

4. Die genetischen Codes in der DNA Ihrer Zellen enthalten die Information zur Herstellung von p53-Enzymen zur Regulierung der Zellteilung. Visualisieren Sie eine Energiewelle, die durch Ihren Scheitel in Ihren Körper gelangt. Bewirken Sie mit ihr die neuerliche Produktion des p53-Enzyms in jeder einzelnen Zelle. Verpflichten Sie das Enzym, seine Rolle zu erfüllen, damit die Gesundheit der jeweiligen Zelle, aller Gewebe und Organe aufrechterhalten werden kann.

5. Bitten Sie die Mikrotubuli, die Kommunikation zwischen allen Zellen zu gewährleisten und dort, wo erforderlich, Informationen über die Herstellung von p53-Enzymen weiterzuleiten.

Krebs ist eine komplizierte Krankheit, und die Heilmeditation zur Wiederherstellung des Zellgleichgewichts und zur Wiederaufnahme der erforderlichen Enzymproduktion muss den persönlichen Bedürfnissen des Patienten angepasst werden. In der nachfolgenden Fallgeschichte zeige ich, wie die oben beschriebenen Grundprinzipien im Einzelfall zum Einsatz kommen können.

⊙⊙⊙

Cindy war ganz oben angekommen: Universitätsprofessorin, immerzu auf Reisen und erfolgreich mit allem, was sie anpackte. Zu ihrer Bestürzung ertastete sie eines Tages einen Knoten in ihrer linken Brust. War der Knoten über Nacht so groß geworden, oder war sie so sehr mit dem Austauschprogramm für ihre Studenten beschäftigt gewesen, dass sie ihren Körper aus dem Blick verloren hatte? Untersuchungen bestätigten, dass sich in ihrer linken Brust ein walnussgroßer Knoten befand. Eine Kollegin, die mich und meine Arbeit kannte, ermutigte Cindy, bei mir einen Termin zu machen.

Uns blieb vor der Biopsie nur Zeit für eine Sitzung. Wir sprachen darüber, wie wir ihren Körper wieder ins Gleichgewicht bringen und harmonisieren könnten. Wir forderten die Krebszellen auf, sich aufzulösen und wiederverwerten zu lassen und sich an einer Stelle zusammenzuschließen, wo es dem Chirurgen leichtfallen würde, sie zu entfernen. Der Tag der Gewebeentnahme kam, und Cindy fühlte sich gut vorbereitet und sogar entspannt. Sie durchlief die Prozedur ohne weitere Probleme und unterstützte sie mit beruhigender Meditation und Visualisierung.

Die Chirurgin war überrascht, als sie den Tumor in seinem gegenwärtigen Stadium mit dem ursprünglichen Ultraschallbild verglich. Er war auf die Größe einer Erbse geschrumpft und damit erheblich kleiner als zuvor. Die Ränder waren deutlich erkennbar, und es gab keine Anzeichen dafür, dass außer dem in der Biopsie entnommenen erbsengroßen Gewebestück noch anderes Gewebe betroffen war. Die Chirurgin kam schließlich zu dem Schluss, dass die ursprüngliche Ultraschallaufnahme irgendwie fehlerhaft gewesen war. Cindy, ihre Familie und ich feierten die gute Prognose, und wir ließen die wegen der Tumorgröße verwirrte Ärztin samt ihrer Diagramme in ihrem Behandlungszimmer zurück. Entscheidend war Cindys Gesundheit. Es ging nicht darum, zu beweisen, dass es mittels Energieheilung möglich war, walnussgroße Tumore auf Erbsengröße einzuschrumpfen.

⊙⊙⊙

Anna rief mich an, weil sie verzweifelt war. Sie war aus dem Krankenhaus nach Hause zurückgekehrt und fühlte sich nur noch erschöpft und von Schmerzen gepeinigt, während sie doch sonst ein dynamischer Mensch war und vor Energie nur so sprühte. Sie hatte Eileiterkrebs, und er befand sich bereits in einem nicht mehr operablen Zustand. Der überraschend aggressive Tumor hatte den gesamten Verdauungsapparat befallen und sich auf dem Omentum ausgebreitet, dem Gewebe, das die Därme umgibt. Leber und Milz wiesen bereits Metastasen auf.

Anna war zu schwach, um in meine Praxis zu kommen, also vereinbarten wir einen Termin für einen Hausbesuch. Als ich kam, lag sie auf dem Sofa. Sie war blass, wirkte jedoch entschlossen, die Krankheit zu überleben, und sich alles zunutze zu machen, was ich ihr an Unterstützung anbieten konnte. In unserer ersten Sitzung übte ich mit ihr, in den Schmerz zu atmen, ihn aufzuweichen und mit dem Ausatmen aus dem Körper zu führen. Außerdem ermutigte ich sie, Schmerzmittel zu nehmen, damit sie besser schlafen und sich ihr Körper von den Strapazen erholen konnte.

Über die Woche bis zu meinem nächsten Besuch rettete sich Anna mit Entspannungstechniken. Als ich kam, fragte sie nach Anweisungen für die Heilmeditation. Wir besprachen, wie es um Gleichgewicht und Harmonie in ihrem Körper bestellt war, und ich erklärte ihr, dass sie ihre Zellen dazu veranlassen musste, p53-Enzyme herzustellen. Sie verschrieb sich der Arbeit mit diesen Heilmeditationen ganz und gar und rief mich mehrmals an, um die Methode noch genauer auf sich abzustimmen. Die Meditation mit Phantasiebildern kann sehr wirkungsvoll sein, wenn man die Bilder einfach hält und selbst von ihrer Wirksamkeit überzeugt ist.

Schließlich konnte Anna zu ihren Sitzungen in meine Praxis kommen. Einen Großteil ihres früheren Durchhaltevermögens hatte sie zurückgewonnen, ihr Schwung war unübersehbar, und ihre Fragen waren so scharfsinnig wie immer. Ihr Kopf war in ein farbenfrohes Tuch gehüllt, denn mit der Chemotherapie hatte sie nach und nach all ihre Haare verloren. Dies nahm sie als Beweis dafür, dass die vom Krebs befallenen ebenso wie die gesunden Zellen ihres Körpers die Medikamente aufnahmen. Wir bauten ihre Medikamenteneinnahme in unsere Arbeit ein, bemühten uns um die Herstellung von Gleichgewicht und Harmonie in ihrem Körper und visualisierten die Produktion von p53-Enzymen in ihren Zellen.

Annas Tests zeigen, dass ihr Tumor sein Wachstum und seine Ausbreitung eingestellt hat, und ihr Arzt ist überzeugt, dass sie wieder gesund wird.

⊙⊙⊙

Im Laufe der Jahre habe ich viele Krebspatienten behandelt. Manche haben ihre Krankheit nicht überlebt. Andere fanden die Kombination aus medizinischer Behandlung und Meditation äußerst wirkungsvoll und setzten den eingeschlagenen spirituellen Weg auch dann fort, als sie wieder gesund waren und es längst keine Anzeichen für Krebs mehr gab. Wieder andere verzichteten mit der Unterstützung ihrer behandelnden Ärzte auf die Chemotherapie, behielten den Tumor genau im Auge und experimentierten zu seiner Bekämpfung mit Akupunktur, Kräutern, Nahrungsergänzungsmitteln und Energieheilung. Eine geringe Anzahl von ihnen konnte auf diesem Weg zu vollständiger Gesundheit zurückfinden. Bis heute ist Genesung ohne medizinischen Eingriff äußerst selten. Doch wenn Patienten spirituelle und medizinische Behandlung kombinieren, dann dürfen sie die besten Ergebnisse erwarten.

Wenn Patienten spirituelle und medizinische Behandlung kombinieren, dann dürfen sie die besten Ergebnisse erwarten.

Medikamenteneinnahme

Die meisten Menschen sind zu irgendeinem Zeitpunkt gezwungen, Medikamente einzunehmen, auf die sie lieber verzichten würden. Angefangen bei Entzündungshemmern gegen die von einem Fersensporn verursachten Schmerzen über die Einnahme von Immunsuppressiva bei entzündlich-rheumatischen Erkrankungen bis hin zur Chemotherapie zur Krebsbekämpfung – das von der modernen Wissenschaft entwickelte Arsenal starker Medikamente kann für den vormals Gesunden beängstigend sein. Für diejenigen von uns, die großen Wert auf eine gesunde Ernährung aus biologischem Anbau legen, kann die Medikamenteneinnahme eine besondere Herausforderung

darstellen. Also suchen wir nach Alternativen zur Schulmedizin.
Außerdem hat der vormals Gesunde das Gefühl, versagt zu haben: »Was habe ich falsch gemacht? Wie kann ich meine Gedanken und mein Handeln korrigieren, damit das wieder weggeht?« Jede Tablette oder Injektion erinnert daran, dass man von sich selbst, den Mitmenschen oder Gott enttäuscht ist. Schlimmer noch, manche Menschen kämpfen, noch während sie ihre Tabletten schlucken, mit Wut und Verbitterung gegen die Medizin an. Evelyns Situation ist ein gutes Beispiel.

⊙⊙⊙

Evelyn war ihr ganzes Leben lang gesund gewesen. Durch und durch gesund. Die Diagnose »Eileiterkrebs« konnte doch gar nicht richtig sein! Sie fühlte sich doch gut, sah großartig aus und begann gerade eine wunderbare Lebensphase mit Partnerschaft, Ruhestand und Reiseplänen. Erst als die Operation zahlreiche nicht operable Metastasen überall in ihrem Bauchraum und in ihren Knochen offenbarte, konnte sie den Worten ihres Arztes Glauben schenken. Als ich an ihr Krankenbett gerufen wurde, kam sie nach der Operation gerade wieder zu sich. Doch nun quälte sie sich mit der Frage, ob sie sich für oder gegen die Chemotherapie entscheiden sollte.
Wie konnte es so weit kommen, dass wir glauben, die größten Errungenschaften der Schulmedizin seien nicht gut für uns? Natürlich, es gibt die Horrorgeschichten von falschen Diagnosen, Medikamenten mit gravierenden Nebenwirkungen und fatalen Verwechslungen bei der intravenösen Behandlung. Solche Fehler bleiben im Gedächtnis, doch die zahllosen erfolgreichen Behandlungen werden kaum erwähnt. Aber selbstverständlich brauchen wir

Fürsprecher, haben ein Recht auf unsere Fragen und dürfen selbst Entscheidungen über mögliche Behandlungen treffen.

Evelyn hatte ihre »Hausaufgaben« im Hinblick auf ihre Krebserkrankung gemacht, doch sie quälte sich mit der Entscheidung, ob sie die Chemotherapie machen und die Medikamente, die ihr Wohlbefinden verbessern und ihre Übelkeit unterdrücken würden, einnehmen sollte. Unsere Gespräche drehten sich um die beängstigenden Geschichten, die sie im Kopf hatte und nicht loswurde. In einer von ihnen, die ganzheitlich orientierten Menschen besonders zu schaffen macht, ging es darum, dass Medikamente und vor allem Chemotherapie das Immunsystem des Körpers schädigen und den Körper letztlich an der Heilung hindern. Evelyn und ich besprachen, welche Möglichkeiten sie hatte, einigten uns auf einen vernünftigen Plan und machten uns dann auf einer tieferen Ebene an die Arbeit. Dieser Ansatz gab Evelyn Mittel an die Hand, ihr Wohlbefinden zu verbessern und, wenn alles gutging, auch die Wirksamkeit der Medikamente zu steigern. Ihre Behandlung war erfolgreich, und sie befindet sich auf dem Weg der Besserung.

⊙⊙⊙

Falls Sie krank sind und Ihnen vom Arzt Medikamente verschrieben wurden, dann sollten Sie die folgenden Punkte befolgen, die Sie Ihren persönlichen Bedürfnissen anpassen können:

- Sorgen Sie dafür, dass Sie von medizinischer Seite umfassend informiert sind. Holen Sie eine zweite Meinung ein, und machen Sie erst, wenn Sie alle Fakten kennen, den nächsten Schritt.

- Gehen Sie auf jede Behandlung oder jeden medizinischen Eingriff entspannt und mit dem Vertrauen darauf zu, dass Sie unter den gegebenen Umständen für sich die bestmögliche Entscheidung getroffen haben.
- Bringen Sie die Stimme des Zweifels in sich zum Schweigen, so als würden Sie zwischen zwei einander widersprechenden Parteien vermitteln. Gegen Ambivalenz ist nichts einzuwenden, doch wenn im Inneren ein Krieg tobt, dann ist das Selbstzerstörung. Segnen Sie Ihre Medikamente, und bitten Sie darum, dass sie in Ihrem Körper mit dem bestmöglichen Ergebnis die Arbeit tun, die für seine Heilung erforderlich ist.
- Wenn Sie Ihre Tabletten einnehmen, dann heißen Sie sie in Ihrem Körper als Heilmittel willkommen.

Gehen Sie auf jede Behandlung oder jeden medizinischen Eingriff entspannt und mit dem Vertrauen darauf zu, dass Sie unter den gegebenen Umständen für sich die bestmögliche Entscheidung getroffen haben.

- Falls Ihre Chemotherapie auf intravenösem Wege erfolgt, dann nutzen Sie die Zeit, bis alles aufgebaut und in Gang gesetzt ist, um die Medizin für ihr gutes Wirken in Ihrem Körper zu segnen. Handelt es sich um eine Bestrahlung, dann segnen Sie die Energie, mit der das erkrankte Gewebe bestrahlt wird. Entspannen Sie sich, und konzentrieren Sie sich auf den positiven Aspekt der Behandlung.
- Bitten Sie darum, dass die Chemo- oder Strahlentherapie und dass Ihre Medikamente schnell zu den Zellen finden mögen, die wiederaufbereitet werden müssen: zu den Krebszellen, deren Moleküle dann als Abfall ausgeschieden oder von Ihrem Körper zum Aufbau

neuer Zellen wiederverwertet werden. Bitten Sie außerdem darum, dass die gesunden Zellen Ihres Körpers so wenig wie möglich unter den Nebenwirkungen der Behandlung zu leiden haben.

- Noch einmal: Sobald die Behandlung beginnt oder Sie die Tabletten einnehmen, begeben Sie sich in eine meditative Entspannung und heißen in Ihrem Körper die Wunder der Medizin und das Heilvermögen willkommen, das Sie in Ihrer Situation gerade benötigen.

Menopause

Viel Nützliches wurde bereits über die Menopause veröffentlicht, darunter auch viel über das Für und Wider einer Hormonersatztherapie (HET) zur Eindämmung von Hitzewallungen und nächtlichen Schweißausbrüchen. Für manche Frauen ist die Hormonersatztherapie sehr sinnvoll. Eine Ärztin wies mich darauf hin, dass ihre Patientinnen vehement auf die Fortsetzung ihrer Therapie bestanden. Andere Frauen leiden so sehr unter den Nebenwirkungen der HET, dass sie für sie wenig wünschenswert ist. Ich selbst gehöre leider zu den unglücklichen Mitgliedern der zweiten Kategorie. Die Therapie linderte meine Symptome nicht, ich litt auch weiterhin unter nächtlichen Schweißausbrüchen und dem merkwürdigen Gefühl, dass mir Hitze den Nacken hochstieg. Mir kam es so vor, als brenne mein ganzer Körper.

Nachdem ich Akupunktur, Kräuter, verschiedene Vitamine sowie Östrogen und Progesteron als Tabletten und Creme ausprobiert hatte, setzte ich mich aus schierer Verzweiflung hin, um *zuzuhören*, was mein Körper mir mitteilen wollte. Die Richtung, in die mein Körper steuerte – also das Absenken des Hormonspiegels und das Ausklingen der Fruchtbarkeit –, war normaler Bestandteil meiner Biologie. Immer dann jedoch, wenn mein Hormonspiegel abrupt abstürzte, traten unangenehme Symptome auf. So verstand ich meinen Körper, als ich ihm zuhörte. Mein nächster Schritt war es, diese Information zu nutzen, um meine Hitzewallungen und Schweißausbrüche abzumildern. Das würde die Gültigkeit meiner Überzeugungen unmittelbar auf die Probe stellen.

Was konnte ich tun, um den Prozess zu verlangsamen, wenn mein Hormonspiegel plötzlich abstürzte? In einer solchen Situation war es nicht erforderlich, meinen Körper mit Hormonen zu überschütten, sondern ich brauchte lediglich ein paar zusätzliche Moleküle, um ihm den richtigen Anstoß zu geben. Schließlich gelang es mir, eine aufkommende Hitzewallung unter Zuhilfenahme von Visualisierungen zu stoppen. Wenn eine Hitzewallung im Anzug war, dann löste sie sich durch die Visualisierung sofort auf. Probieren Sie es aus!

Brücke zur Heilung

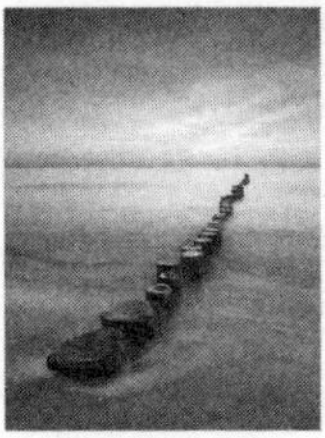

Sobald Sie spüren, dass eine Hitzewallung im Anflug ist, halten Sie inne mit Ihrer momentanen Tätigkeit und nehmen sich ein paar Minuten Zeit, um sich auf Ihren Körper einzustellen. Malen Sie sich aus, dass Sie mit all den Bereichen Ihres Körpers, in denen Hormone produziert werden, Verbindung aufnehmen können, und kommunizieren Sie mit ihnen. Bitten Sie Ihren Körper, ein paar zusätzliche Moleküle Östrogen oder Progesteron herzustellen, je nachdem, was erforderlich ist, um die Hitzewallungen oder nächtlichen Schweißausbrüche zu beenden.

Vielleicht war meine Fähigkeit, mich zu entspannen, ausschlaggebend. Vielleicht war es mir aber auch gelungen,

mit meiner bewussten Entscheidung für Gleichgewicht und Frieden, den Wohlfühlbereich des Körpers geringfügig zu verschieben. War es möglich, dass sich meine ursprüngliche Intention in einer Fokussierung auf die für die Produktion der entsprechenden Moleküle zuständigen Zellen verdichtet hatte und dass es mir auf diesem Wege gelungen war, Einfluss auf den Hormonstatus meines Blutes zu nehmen?
Viele meiner Klientinnen haben mir bestätigt, dass sich diese Technik für sie als ebenso wirksam erwies wie für mich. Bei anderen zeigte die Hormonersatztherapie größere Wirkung. Wieder anderen erleichterte die Kombination beider Methoden den Weg durch diese gewaltige Lebensveränderung. Schließlich stellt die Menopause die Transformation in einen außerordentlich mächtigen Teil unserer Weiblichkeit dar.

Multiple Sklerose

Maureen Manley fuhr für ihr Leben gerne Rad. Sie erinnerte sich in aller Deutlichkeit an ihr erstes Fahrrad: »Es war ein kanarienvogelgelbes Bonanza-Rad mit einem abscheulichen geblümten Bananensattel, Troddeln an den Lenkergriffen und lächerlich dünnen, gefederten Reifen.« Als ihre Eltern sahen, wie hässlich die gerade zehnjährige Maureen ihr erstes Rad fand, halfen sie ihr, es in eine schwarze »Maschine« mit schmalem Rennsattel, dicken, ungefederten Reifen und schwarzem Rennlenker ohne Troddeln zu verwandeln. Jeder Junge, der neu in das Viertel zog, wurde von den alteingesessenen Jungs dazu verdonnert, gegen sie anzutreten – und verlor.
Zahllose Fahrräder, ungezählte Kilometer und einige Jahre später war aus dem fahrradbegeisterten Kind eine Top-

athletin geworden: Mitglied der US-amerikanischen Fahrradmannschaft, mehrfache nationale Rekordmeisterin und – neben vielen anderen Auszeichnungen – Trägerin zweier nationaler Championmedaillen. Maureen Manley liebte alle Aspekte ihres Sports: ihre in Hunderten von Trainingsstunden optimierte körperliche Fitness, die minutiös ausgearbeiteten Bewegungsabläufe und die hochspezialisierte Technik moderner Fahrradmechanik. Außerdem ist Maureen klug. Sie konnte sich ausgefeilte Strategien ausdenken, besaß die Nervenstärke, um rasante Fahrten im engen Pulk zu meistern, und erfreute sich darüber hinaus an der atemberaubenden Präzision, die eine Weltklassefahrerin beherrschen muss.

Wie es die Tradition der Berufsathleten verlangt, wusste auch Maureen über den Schmerz hinauszugehen. Als sie plötzlich unter lähmender Erschöpfung und unter einem eingeschränkten Sehvermögen zu leiden begann, schob sie es auf ihr hartes Training. Sie war sicher, diese Symptome aussitzen und überwinden zu können. Wenn sie sich ganz und gar auf die Straße vor sich konzentrierte, dann brachte ihr Körper für gewöhnlich die verlangte Leistung, auch wenn da irgendwelche Schrammen, Schmerzen und vor Anstrengung pochende Muskeln waren. Im Jahr 1991 fuhr sie mit dem amerikanischen Frauenteam bei der Tour de France mit. Als sie an einem späten Augusttag ihre ganze Konzentration auf den vor ihr liegenden Berg richtete, spürte sie plötzlich, dass da etwas nicht stimmte. Ihre Beine brannten, als sie ihrem Körper das Letzte abverlangte und sich aus dem Sattel aufrichtete, um mit noch größerer Kraft in die Pedale zu treten.

»Je mehr ich mich mühte, den Berg hochzukommen, desto schlechter konnte ich sehen. Als ich oben ankam und stürzte, sah ich alles so verschwommen, dass ich von der Straße abkam.«

Der Unfall war nicht auf außergewöhnliche Umstände zurückzuführen, auch handelte es sich nicht um einen Grippeanfall, der rasch vorübergehen würde. Maureens Arzt diagnostizierte Multiple Sklerose (MS).

MS ist eine Krankheit, die Gehirn, Rückenmark und den Sehnerv befällt. Weder ist sie auf eine Infektion zurückzuführen, noch ist sie ansteckend. MS ist eine Autoimmunerkrankung, bei der der Körper seine Abwehrkräfte gegen seine eigenen Zellen richtet und sie zerstört. Die komplizierten Vorgänge, die zum Absterben der Zellen führen, vermag sich die Forschung bisher nicht zu erklären. Bekannt ist lediglich, dass zweimal so viele Frauen an MS erkranken wie Männer und dass manche geographischen Regionen stärker betroffen sind als andere. Die Wissenschaft ist bisher darauf beschränkt, den Verlauf der Krankheit sorgfältig zu erfassen und anhand der Symptome genau zu beschreiben.

Auf der Zellebene weiß man, dass bei MS die betroffenen Zellen des zentralen Nervensystems ihre schützende Myelinscheide einbüßen. Myelin umhüllt die Nervenenden und besteht zu zwanzig Prozent aus Protein, die verbleibenden achtzig Prozent sind Fettgewebe beziehungsweise Lipidmoleküle. Im zentralen Nervensystem besitzen spezialisierte Zellen namens Oligodendrozyten lange Arme, die die Enden bestimmter Nervenzellen strukturell unterstützen und immer dann Myelin produzieren, wenn sie die Nervenzellen berühren. Myelin ist entscheidend für die Kommunikation zwischen den Nervenzellen, denn es isoliert die Nervenzellen elektrisch und gestattet so über Nervenimpulse die rasche und exakte Befehlsweitergabe bis hin zu einem Muskel. Bei manchen Formen von MS können Bewegungsabläufe so gestört sein, dass Gehen schwierig oder unmöglich wird. Andere beeinträchtigen die Blasenfunktion.

Bei Maureen kamen alle typischen MS-Symptome zusammen: schwere Beeinträchtigung des Muskelapparats, Erschöpfung und verringertes Sehvermögen. So begann für sie eine neue Reise, eine, für die sie ebenfalls Fitness, Aufmerksamkeit, Geschicklichkeit und den konzentrierten Blick auf die »Straße« brauchte, nur dass sie jetzt mit einem Stock ging und die Unzuverlässigkeit ihres Sehvermögens zu erdulden hatte. Maureen durchlief das übliche medizinische Diagnoseverfahren und die anschließende Behandlung. Sie nutzte für sich die Behandlung mit Steroiden und ließ sich auch auf die neuesten Medikamente ein, die ihr Arzt ihr verschrieb.

Außerdem verschaffte sie sich, nachdem sie alle schulmedizinischen Möglichkeiten ausgeschöpft hatte, Einblick in alternative Verfahren wie Ernährungsumstellung, Vitaminergänzungspräparate, Reiki, Psychotherapie, Massage – sie probierte alles aus.

Als sie 1999, acht Jahre nach dem Ausbruch ihrer Krankheit, erstmals zu mir kam, ging es ihr erheblich besser. Ein guter Freund hatte ihr einen Besuch bei mir empfohlen, aber sie war aus nachvollziehbaren Gründen skeptisch. Sie hatte es bereits mit vielen Therapeuten und Therapien zu tun gehabt, die Heilung versprachen. Manche halfen ihr, andere verschlechterten ihre Situation, und wieder andere waren einfach nur wirkungslos. Trotz der Enttäuschungen, die sie bereits erlebt hatte, ließ sich Maureen mit ganzer Kraft auf unsere Zusammenarbeit ein.

Im Verlauf ihres ersten Besuches besprachen wir, was sie schon alles erreicht hatte: Ihre Augen funktionierten überwiegend gut, und sie konnte, wenn auch wackelig, ohne Stock gehen. Maureen ging zum Fitnesstraining in ein Sportzentrum und strampelte sich auf dem Hometrainer ab. Doch sie war nicht dazu in der Lage, mit Freunden an der frischen Luft zu radeln oder gar einen Wettkampf

zu fahren. Damit war ein wesentlicher Aspekt ihres Elans und ihrer Lebensfreude dahin.
Nach einiger Zeit sagte Maureen, sie erfahre tiefgreifende Heilung durch unsere Zusammenarbeit. Insbesondere habe sich ihr Sehvermögen weiter stabilisiert, sie sei weniger erschöpft, habe kräftigere Beine und fühle sich insgesamt körperlich stabiler.
»Ich war überrascht und erstaunt darüber, dass mein Körper auf diese Art Arbeit reagierte«, sagte sie. »Es erstaunte mich, was mein Körper alles zuwege brachte. Ich nahm subtile energetische Veränderungen war, die mich nach den Sitzungen insgesamt fähiger machten.«
Maureens nicht zu brechender Geist, unsere Heilarbeit und das Beste, was die medizinische und pharmazeutische Wissenschaft zu bieten hat, befähigten sie schließlich, wieder auf ihrem Fahrrad über Land zu fahren und sogar an Wettkämpfen teilzunehmen. Seither hat sie bei mehreren Rennen mitgemacht, an einem Zeitfahren und an einigen organisierten Mannschaftsrennen. Eines davon war 2005 das Rennen von Seattle nach Portland, eine Strecke von dreihundert Kilometern, die an einem Tag bewältigt werden muss. Ein weiteres im gleichen Jahr war ein Rennen über zweihundertfünfzig Kilometer in zwei Tagen. Es diente der Spendenbeschaffung für MS-Kranke, und Maureen hielt außerdem nach der ersten Hälfte eine programmatische Rede. Sie ist begeistert von ihren neuen Möglichkeiten und davon, dass sie wieder an Radrennen teilnehmen kann.
»Jetzt, da Leben und Kraft in meinen Körper zurückgekehrt sind, stürze ich nicht weiter ab in die Krankheit. Ich komme mit meinem Leben voran«, sagt sie.
Wie bei meinen anderen Klienten ist auch bei Maureen meine Arbeit zu gleichen Teilen von energetischer Heilarbeit und spiritueller Unterstützung bestimmt, denn je-

der Kranke leidet unter der unglaublichen Angst vor einer ungewissen Zukunft: »Wird mein Körper sich stabilisieren oder langsam immer weiter verfallen?« Der Stress, den die Ungewissheit verursacht, stellt seine eigene Herausforderung an den Heilungsprozess dar. Die Angst zu erkennen und zu benennen holt sie aus dem Dunkel ans Tageslicht. Dann erst gelingt uns die Vorstellung, dass wir unsere diversen Ängste zu einem Paket zusammenschnüren und in die Hand des Universums geben dürfen. Es ist die größte Herausforderung, der eigenen Lebensenergie und spirituellen Anbindung so weit zu vertrauen, dass Entspannung möglich wird und Heilung stattfinden kann.

Es ist die größte Herausforderung, der eigenen Lebensenergie und spirituellen Anbindung so weit zu vertrauen, dass Entspannung möglich wird und Heilung stattfinden kann.

Brücke zur Heilung

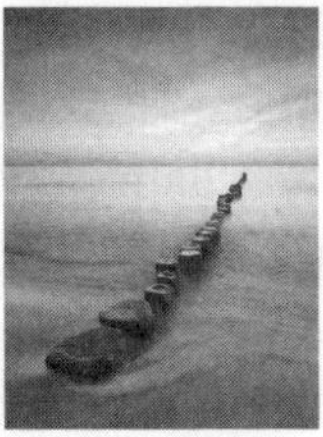

Diese Meditation habe ich eigens für MS-Kranke entwickelt:

1. Gebieten Sie der Zerstörung Ihrer Nervenzellen Einhalt. Stellen Sie sich eine Welle kühler Energie vor, die in Ihren Scheitel eintritt und durch Ihren ganzen Körper hinabströmt. Malen Sie sich dabei aus, dass die Kühle Ihre Nervenenden beruhigt und das Voranschreiten ihrer Zerstörung unterbindet. Verwenden Sie das Wort »Heilenergie« als Mantra bei jedem Einatmen. Mit dem Ausatmen schicken Sie Ihre bildhafte Vorstellung von »Stabilisierung« an all Ihre Nerven. Machen Sie sieben Zyklen dieser Übung zweimal täglich.

2. Reinigen Sie die beschädigten Bereiche. Bitten Sie die Astrozyten und Mikrogliazellen, deren Aufgabe es ist, Abfall zu entsorgen, vorsichtig Narbengewebe zu entfernen. Stellen Sie sich eine Energiewelle vor, um mit ihr das dichte Gewebe der Läsionen zu erweichen, damit neues Leben einströmen kann. Bitten Sie die Oligodendrozyten, ihre molligen Spiraldecken um die Nervenzellen zu wickeln. Sehen Sie, wie sie ihr feines Gewebe spinnen, Isolierung schaffen und damit zur Rückkehr der vollständigen Nervenfunktion beitragen.

3. Verbinden Sie Ihr Gehirn mit den peripheren Nerven. Malen Sie sich aus, wie Sie vorsichtig Energie von einer Nervenzelle im Gehirn zur nächsten befördern und dann von dort zu den peripheren Nerven, die ihrerseits wieder mit der Muskulatur in Verbindung stehen. Stellen Sie sich vor Ihrem inneren Auge vor, wie der Fluss der Informationen stetig vom Gehirn über das Rückenmark und von dort zur Muskulatur strömt und wie der Muskel den Anforderungen entsprechend arbeitet.

Tiefenheilung

Als Adrian sieben Jahre alt war, litt sie unter einer sehr schweren Blinddarmentzündung. Ihre Familie, insbesondere ihr Vater, glaubte nicht an die konventionelle Medizin, Ärzte oder Krankenhäuser und versuchte daher, der ernsthaft kranken Tochter auf anderem Wege zu helfen, insbesondere durch Gebete. An der Schwelle zum Tod wurde das Kind gegen den Willen seines Vaters ins Krankenhaus geschafft, wo erst nach einem schmerzhaften und langwierigen Verfahren die ausgedehnte Infektion in seinem Bauchraum unter Kontrolle gebracht werden konnte. Die erste Operation, bei der der Blinddarm entfernt wurde, war da noch die am wenigsten qualvolle Behandlung.

Zu mir kam Adrian erstmals, als sie schon weit über vierzig war und eine Vielzahl von Therapien durchlaufen hat-

te, die ihr helfen sollten, mit der traumatischen Erfahrung ihres ersten Krankenhausaufenthaltes fertigzuwerden. Doch sie wollte mehr. Sie wollte einen Weg finden, um sich in dieser Welt entspannt und natürlich zu fühlen, statt angespannt und in sich selbst zurückgezogen. Warum suchte sie sich hierzu ausgerechnet eine Heilerin aus, die mit spirituellen Techniken arbeitet, wo es doch gerade die strengen religiösen Ansichten ihrer Kindheit waren, die sie von medizinischer Hilfe abhängig machten? Adrian hatte eine Empfehlung von einer sehr guten Freundin erhalten, die seit vielen Jahren zu mir kam und sich so aus dem Griff eines schweren Kindheitstraumas hatte befreien können. Zwar war Adrian aus verständlichen Gründen anfangs sehr zurückhaltend in der Zusammenarbeit mit mir, doch hatte sie das Gute gesehen, das meine Arbeit bei ihrer Freundin bewirkte.
Vielleicht trug die Tatsache, dass ich Energieheilung nicht als einzigen Weg zur Gesundheit betrachte, für Adrian dazu bei, dass sie ihren Entweder-oder-Standpunkt im Hinblick auf Medizin und Spiritualität aufgeben konnte. Ich bin der Meinung, dass jeder Mensch dann und wann medizinische Hilfe braucht und keinesfalls auf die üblichen Vorsorgeuntersuchungen verzichten sollte. Medizin und Spiritualität lassen sich durchaus miteinander vereinen. Es steht uns frei, unser Leben und unsere Gesundheit zu bereichern, indem wir uns wieder an die spirituelle Dimension anschließen und sie zu einem Bestandteil unseres Lebens machen. Die Brücke von der Seele zur Zelle kann auch eine Brücke zwischen Spiritualität und Medizin sein.

Medizin und Spiritualität lassen sich durchaus miteinander vereinen.

Adrian nahm wahr, dass das Prinzip der Wertschätzung, das Beseitigen von Blockierungen, die Arbeit mit dem Energiefluss und das Heilen auf der Zellebene ihr Wohlbefinden ganz allgemein steigerten. Diese Praktiken halfen ihr bei beruflichen Entscheidungen, von denen sie zwar träumte, die zu treffen sie jedoch bisher nicht das Selbstbewusstsein gehabt hatte. Unsere Zusammenarbeit half ihr im Umgang mit autoritären Menschen, und sie lernte, sich auch in ihrer Gegenwart ihr Selbstvertrauen zu bewahren. Nach und nach vertraute sie ihren natürlichen spirituellen und Selbstheilungsfähigkeiten. Schon möglich, dass sie das Gedächtnis genau der Zellen erreichte, die in der Zeit und in Angst erstarrt waren.
Eines Tages rief Adrian mich an und bat mich um einen Termin. So aufgeregt hatte ich sie bisher noch nie erlebt. Als wir uns dann sahen, sprach sie über Träume, die sie bisher nicht erwähnt hatte.
»Ich habe seit fast dreißig Jahren, also seit meiner Teenagerzeit, einen Traum, der immer wiederkehrt. In dem Traum werde ich von drei Männern gejagt. Sie sehen alle gleich aus und wollen mich töten. Es ist so entsetzlich und beängstigend. Ich renne und renne, doch schließlich erwischen sie mich. Genau in dem Augenblick, in dem ich sterben soll, erwache ich. Es gab Zeiten in meinem Leben, da bin ich die ganze Nacht aufgeblieben, nur um dem Traum zu entgehen.
Es ist schon eine Weile her, dass ich diesen Traum hatte, doch letzte Woche kam er wieder. Allerdings war diesmal das Setting ein bisschen anders. Statt wie sonst den drei Angreifern allein gegenüberzustehen, war ich diesmal umgeben von einer kleinen Schar von Helfern, und wir wurden von einer feindlichen Armee angegriffen. Ich hatte eine Landkarte in der Hand und schickte in dem Versuch, eine Strategie zu entwickeln, meine Helfer in ver-

schiedene Richtungen aus. Plötzlich erschienen Sie, Joyce, auf dem Plan, sahen sich die Landkarte an, nahmen sie mir aus der Hand und erklärten, dass Sie das alles überhaupt nicht gut fänden. Als Sie die Karte zusammenknüllten und fortwarfen, verschwanden beide Armeen! Ich wachte auf und war glücklich, kein bisschen verängstigt wie sonst. Ich war über die Maßen erstaunt darüber, dass sich mein Traum derart verändert hatte.«

Doch das war noch nicht die letzte gute Wendung, die Adrian in ihren Träumen erlebte. Es kommt noch besser!

»Zwei Nächte später befand ich mich wieder in dem Armee-Traum. Wie zuvor hielt ich die Landkarte in meinen Händen und versuchte mir in aller Eile eine Strategie auszudenken. Dann sagte ich: ›Ich finde das nicht gut!‹, zerknüllte die Karte und warf sie fort. Ich selbst!«

Ich war begeistert davon, dass Adrian ihre Heilung so tief bis in die Gedächtniszellen ihres Unbewussten führen und dort ein derart kraftvolles Szenario erschaffen konnte, dass sie ihre persönliche Autonomie zurückerlangte. Mit unserer spirituellen Zusammenarbeit hatten wir den tiefsten Punkt ihres Traumas erreicht und sie von Jahrzehnten des nächtlichen Traumterrors befreien können.

Schlussfolgerung

Einer meiner Großväter hatte mit zweiundsechzig einen Schlaganfall. Ihm wurde erklärt, dass er nur noch kurze Zeit zu leben habe. Doch er erholte sich, überlebte seine Frau, war aktiv im Kegelklub und legte für die Witwen in seinem Heimatort Camas, Washington, noch im Alter von fünfundneunzig Jahren Sommergärten an. Er starb friedlich mit achtundneunzig, nachdem er sich vierzehn Tage lang mit einer Atemwegsinfektion herumgeschlagen hatte.

Eine meiner besten Freundinnen, die immer gut aussieht, regelmäßig Sport treibt und mehr Gemüse isst als ihre gesamte Nachbarschaft, erkrankte ganz plötzlich an einem Non-Hodgkins-Lymphom. Nicht ein einzelnes Lymphom, sondern mindestens zwei, wenn nicht sogar drei Lymphome führten ihren Körper an den Rand des Todes. Eine experimentelle Behandlung, gefolgt von einer Stammzellentransplantation, rettete ihr das Leben. Während ihrer Monate im Krankenhaus traf sich jede Woche eine Gruppe von Freunden, darunter ich, um für ihre Genesung zu beten. Sechs Jahre danach ist sie von unverwüstlicher Gesundheit, isst noch immer Berge von Gemüse, treibt Sport und stellt in unserer Gemeinschaft so einiges auf die Beine.

Für jeden Menschen ist Unsicherheit ein fester Bestandteil seines Lebens. Doch wenn wir uns fortwährend Sorgen um unsere Gesundheit machen und uns vor Unfällen fürchten, verbringen wir einen Teil unserer Lebenszeit mit Angst. Besser ist es stattdessen, unseren Befürchtungen direkt ins Angesicht zu blicken, sie zusammenzuraffen und das ganze Paket dem Universum, der höheren Instanz zu überantworten. In Wahrheit ist es die größte Herausforderung, so viel Vertrauen aufzubringen, dass man sich dem Leben entspannt überlassen kann.

8
Die letzte Brücke zur Heilung

Zwar habe ich eine klassische Ausbildung als Biologin, doch musste ich mich als Doktorandin der Biophysik zu meinem großen Verdruss auch mit reiner Physik befassen. Als Biologin war ich darin geübt, zu beobachten, mitunter indem ich mehrere verschiedene Mikroskope gleichzeitig im Auge behielt. Daher überraschte es mich, dass Physiker, statt das Universum durch Beobachtung zu ergründen, es mit eleganten Formeln zu fassen versuchen. Und so wurde in einer meiner Prüfungen von mir verlangt, alle wesentlichen Formeln darüber, wie das Universum funktioniert, auf ein DIN-A5-Blatt zu schreiben und die Bedeutung jeder einzelnen Formel zu erklären. Dies bezeichnet man als »reduktionistische Wissenschaft«.
Die Dimension der Zeit kam bei den mathematischen Wundern auf meinem Blatt Papier nicht vor. Ja, Physiker unterwerfen sich großen Anstrengungen, um »t« aus der Gleichung zu streichen, da diese Variable die Ergebnisse ihrer eleganten Gleichungen überwiegend verhunzt. Zeit ist kein stabiler Faktor, insbesondere nicht in der Quantenmechanik: Sie variiert, sobald andere Qualitäten wie etwa Geschwindigkeit sich ändern. Seit die moderne oder Quantenphysik in die Alltagskultur vorgedrungen ist, wird das Problem Zeit gerne als Illusion abgetan. Auf diese Weise sind die Welt und wir in ihr ebenfalls zur Illusion geworden.

Auch ohne Unterstützung durch die Wissenschaft sind viele alte mystische Traditionen längst zu dem Schluss gekommen, dass das Leben auf der Erde eine Illusion sein muss. Doch seit sich die moderne Physik und die Spiritualität zusammengetan haben, ist die gesamte Existenz, die Zeit eingeschlossen, in das Reich der Illusion vorgerückt. Biologen gibt diese Vorstellung Rätsel auf. Das physische Leben im Körper, das so wunderbar strukturiert ist, ist abhängig von der Zeit. Zellereignisse laufen in kürzesten Zeiteinheiten ab; die Biochemie des Stoffwechsels ereignet sich in Nano- und Picosekunden. Ausgefeilte Codes in der DNA legen fest, wie lange die Zellen in Geweben und Organen leben. Spezialisierte Enzyme sorgen dafür, dass Zellen früher sterben, wenn die Codes, die den Zeitpunkt der Reproduktion festlegen, fehlinterpretiert oder außer Acht gelassen werden. Für ein biologisches System ist Zeit essenziell, im wahrsten Sinne des Wortes seine Essenz. Es ist die Zeit, die das Leben ermöglicht.
Der Faktor Zeit kontrolliert auch Ihren Alltag. Die Zyklen aus Ruhen, Schlafen, Wachen, Essen, Arbeiten und Erholen bringen Zeit ins Spiel. Wie wir Zeit wahrnehmen, hängt von den Umständen ab. So beschleunigt zum Beispiel ein Top-Tennisspieler wie der Amerikaner Andy Roddick den Ball beim Aufschlag auf fast zweihundertfünfzig Stundenkilometer. Für seinen Gegner, auf den der Ball zufliegt, scheint die Zeit stillzustehen. Während die Zuschauer auf der Tribüne den Ball nur als verschwommenen Fleck wahrnehmen, ist er für einen Tennisprofi tatsächlich sichtbar und zu treffen. Oder die Zeit scheint sich aufzulösen, wenn wir mit etwas beschäftigt sind, wofür wir unsere ganze Konzentration brauchen. Entweder verfügen wir über alle Zeit, die wir brauchen, oder wir merken nicht, wie die Zeit verstreicht. Unsere Zellen jedoch haben inzwischen ihre Lebensarbeit automatisch

fortgesetzt, ohne dass wir uns darum kümmern müssen – und ohne Uhr.

Zwar ist unsere Zeitwahrnehmung schwankend, doch auf der biologischen Ebene ist die Wirklichkeit unbeirrt stabil. Ich schlage vor, dass wir unseren Körper, unser Leben nicht länger als Illusion oder unerreichbaren physischen Raum abtun, sondern ihn als eine heilige Dimension annehmen. Damit fördern wir unser Leben, wertschätzen unsere Umwelt und nutzen unsere Zeit.

Es gibt spirituell orientierte Menschen, die Krankheit ignorieren oder verleugnen, insbesondere in der Anfangsphase, wenn der Körper signalisiert, dass etwas »nicht stimmt«. Sie sagen sich: »Das ist nur eine Illusion. Mach dir ein Bild von dir jenseits dieses Schmerzes, dieser Symptome.« Doch wer entstehende Probleme ignoriert, der geht das Risiko ein, dass sich die Sache verschlimmert. Wieder und wieder hat sich gezeigt, dass Früherkennung und rechtzeitige medizinische Behandlung die besten Voraussetzungen sind, vollständig zu genesen.

Was ein Mensch unter Wirklichkeit und Illusion versteht, beeinflusst die Art, wie er mit Heilenergie umgeht. Für den Körper spirituellen Segen zu übersetzen – den Energiefluss von der Seele zur Zelle –, das ist die Verbindung zwischen der unsichtbaren und der materiellen Welt. Sie können es sich wir die Nahtstelle zwischen Meer und Land vorstellen, auch wenn das Medium ein anderes ist, Flüssiges auf Festes stößt und beide greifbar vorhanden sind.

Wenn Sie die spirituelle und die physische Dimension einander gegenüberstellen, dann wird Ihnen vielleicht bewusst, dass die beiden einander vor- und zurückschieben. An der Schnittstelle zwischen beiden könnten Sie den Segen spiritueller Bewusstheit und Heilung empfangen und zugleich Ihre Würdigung der physischen Welt einsetzen, um die Ergebnisse der Wissenschaft voll auszuschöpfen. Wenn es Ihnen gelingt, Ihren Körper als Ausdruck des Heiligen zu begreifen und zugleich seine rein physischen Eigenschaften und Bedürfnisse zu erkennen, dann sind sie für die Fahrt durch Ihr Leben und seine Herausforderungen gut gerüstet und haben außerdem noch Zugang zu den besten Ressourcen beider Dimensionen.

Wenn Sie die spirituelle und die physische Dimension einander gegenüberstellen, dann wird Ihnen vielleicht bewusst, dass die beiden einander vor- und zurückschieben.

Spiritualität und Tod

Vor meiner Nahtoderfahrung war ich überzeugt, dass es kein Leben nach dem Tod geben könne und folglich auch kein Fortbestehen des Bewusstseins. Aus meiner Sicht war der Tod endgültig, vollständig und das unanfechtbare Ende. Nach meiner Nahtoderfahrung wurde die Überzeugung vom Weiterleben des Bewusstseins zu meiner Freude und Überraschung für mich zu einer unverrückbaren Wirklichkeit. Sie war keine abstrakte Vorstellung oder ein Abschnitt, den ich in einem Buch gelesen hatte, sondern meine ureigenste Erfahrung, in der ich den wundersamen Reichtum von vollkommenem Frieden und absoluter Zugehörigkeit gespürt hatte und in der mir meine Angst vor dem Tod für immer genommen wurde. Als Energieheilerin werde ich häufig zu Sterbenden gerufen. Einem Mitmenschen zu helfen, durch Gebet und Meditation seinen Frieden zu finden, bevor er sich auf den Weg in das Leben nach dem Tod macht, ist eine intensive und überraschend freudige Erfahrung.

Der Versuch, in der Hoffnung auf einen bewussten, guten Tod zentriert zu bleiben, ist für jeden Menschen wertvoll. Gespräche hierüber mit einem Berater, Pastor oder einem Familienmitglied können sehr hilfreich sein. Je näher der Tod rückt, umso fassbarer wird die universelle Erfahrung, auf der anderen Seite willkommen zu sein. Materialismus, Status und vehement verteidigte Überzeugungen verlieren ihre Bedeutung. Wir betreten die andere Welt nackt, und wir lassen unseren Körper zurück mit unseren Zeugnissen, Kontoauszügen und Designerjeans.

Wie wir unseren physischen Körper verlassen, wurde von Sherwin Nuland in *Wie wir sterben – Ein Ende in Würde?* und von Elisabeth Kübler-Ross in *Über den Tod und das Leben danach* ausführlich dargestellt. In vielen Religionen wird beschrieben, wie die Seele den Körper verlässt, werden verschiedene Auffassungen über die Zwischenstufen unseres Seins wiedergegeben, werden Reisen durch Tunnel, über Flüsse, auf Dschungelpfaden und durch unendliche Leere geschildert. Meine eigenen Erfahrungen am Sterbebett wollen sich nicht an bestimmten Glaubenssätzen messen, sondern beruhen ausschließlich auf meiner persönlichen Beobachtung.

Wenn ein Patient mit noch funktionstüchtigen Organen im Koma liegt und seine Seele ins Jenseits aufbricht, dann fühlt sich der ganze Raum anders an. Dieser Mensch sieht auf eine Weise anders aus, die sich schwer beschreiben lässt. Für gewöhnlich treten die typischen Anzeichen für den Tod – kein Herzschlag mehr und keine Atmung – zehn bis dreißig Minuten nach dem geheimnisvollen Austritt der Seele ein. Gelegentlich hält sich das Bewusstsein des Verstorbenen noch eine Weile in der Nähe des Körpers auf, doch oft, insbesondere bei entsprechender Vorbereitung, entflieht die Seele unmittelbar in die Sicherheit des Jenseits: In den Himmel, das Herz Gottes, das Universum,

zum Schöpfer oder in die leuchtende Leere – wie immer Sie sich das Leben nach dem Tod vorstellen.
Zwei Leitgedanken haben sich aus meiner Arbeit mit Menschen, die sich dem Übergang zwischen physischem und geistigem Reich nähern und ihn vollziehen, herauskristallisiert:

Die Angst vor dem Tod verringert die Lebensfülle und nimmt einen Teil von uns gefangen.

Und:

Wenn wir uns unserer Angst vor dem Tod stellen und sie überwinden, dann erleben wir eine neue Dimension der Klarheit, Leichtigkeit und Lebendigkeit.

Lassen Sie mich das erklären. Indem wir unsere Angst vor dem Tod hinter uns zurücklassen, überqueren wir die Brücke zu einer neuen Wertschätzung des Lebens und seiner Fülle, die uns bei unserem eigenen Sterben unterstützt oder uns hilft, andere mitfühlend zu begleiten, wenn ihre Zeit gekommen ist.
Eines der wichtigsten Elemente in der Ausbildung einheimischer Heiler in weit entfernten (oder nicht mehr so weit entfernten) Teilen der Welt ist die persönliche Konfrontation mit dem Tod. Dahinter verbirgt sich die Absicht, die Angst vor dem Letztendlichen zu besiegen, um dann frei zwischen der physischen und der unsichtbaren Welt hin- und hergehen zu können. Die meisten der dazugehörigen Übungen sind auf überwältigende Weise furchteinflößend. In Bali beispielweise wird der angehende Heiler von seinem Lehrer zu einem kleinen Tempel geführt, um dort vierundzwanzig Stunden ohne Nahrung, Wasser, Schutz und Licht auszuharren. Ein solcher Tempel befindet sich

gerne auf einem Felsen im Meer und ist nur bei Ebbe erreichbar. Während der Adept alleine zurückbleibt, kriechen die Flut und die Dunkelheit heran und umfangen seinen kleinen Tempel. Wellen krachen an die Felsen und Kobras kommen aus ihren Verstecken hervorgekrochen, um den Eindringling zu begutachten. Überleben kann man diese Tortur nur, wenn man vollkommen still und ohne Angst in der Meditation verharrt. Vielleicht können Sie sich meine Dankbarkeit dafür vorstellen, dass meine Prüfung, die auch so schwer genug war, diesen besonderen Test nicht beinhaltete.

Ist der Adept noch am Leben und bei Verstand, dann wird seine Initiation als erfolgreich und abgeschlossen betrachtet. Kann es da noch irgendeinen Zweifel darüber geben, warum Schamanen und Heilern bei »Naturvölkern« so große Achtung entgegengebracht wird? Bei ihrer Arbeit in den Dörfern wird von den Schamanen erwartet, dass sie eine Brücke zwischen den Welten schlagen, um Informationen für die Familien aus dem Jenseits zu holen. Vielleicht ist dort etwas über ein Heilkraut, eine Heilwasserquelle oder ein Ritual zu erfahren oder ein Rat zu irgendwelchen emotionalen Belangen zu erlangen, der dem Betreffenden Frieden bringt. Gelegentlich dringt Heilenergie bis in die Zellen des Kranken vor und bewirkt eine erstaunliche physische Genesung. Die zehn Jahre, die ich mich schon mit balinesischer Heilarbeit befasse, und meine sechs Reisen dorthin haben mir gezeigt, wie wertvoll es ist, sich gelegentlich über den Abgrund zwischen Himmel und Erde zu wagen beziehungsweise zwischen meditativem Bewusstseinszustand und gewöhnlicher Wahrnehmung zu wechseln.

Die Weisheit von Jero Mangku Sri Kandi, meiner balinesischen Lehrerin und Mentorin, hat kulturelle Rituale und Überzeugungen transzendiert. Sie war eine Meisterheilerin

mit der Gabe, verschiedene Bewusstseinsdimensionen miteinander zu verbinden. In den zehn Jahren, in denen ich ihre strengen Prüfungen, ihre unerbittliche Haltung und ihre zutiefst liebevolle spirituelle Anbindung erleben durfte, hat sie mir beigebracht, eine umfassendere Wirklichkeit jenseits der materiellen Welt anzunehmen.
Auch wenn von mir nicht verlangt wurde, eine Nacht mit Kobras durchzuhalten, hat Jero Mangku mich angewiesen, an einer bestimmten Stelle in einem abgelegenen Tempel an der Ostküste Balis zu sitzen. Dann entfernte sie sich ein paar Meter von mir und begann zu chanten. Schockiert musste ich feststellen, dass ich direkt über dem Eingang eines äußerst dichtbevölkerten Ameisenhügels saß. Die roten Ameisen, die dort wohnten und jetzt überall umherliefen, sind berühmt für ihre gemeinen Bisse. Meine Aufmerksamkeit kehrte jedoch rasch zu Jero Mangkus Chanten zurück, und ich gelangte in einen seligen Geisteszustand. In den zwanzig friedvollen Minuten, die ich dort saß, gingen die Ameisen zum Glück ihrer eigenen Beschäftigung nach. Nicht eine hat mich gebissen! Auch wenn diese Prüfung sicherlich eine ihrer bemerkenswertesten war – Jero Mangku brachte mich fortwährend in Situationen, die von mir ein hohes Maß an Konzentration, Furchtlosigkeit und Mitgefühl verlangten.
Seither habe ich gelernt, meine Arbeit als Energieheilerin durch die mehr als dreißig Bewusstseinsübergänge, die Jero mir vermittelt hat, zu erweitern. Diese Praktiken versorgen meine Klienten mit Informationen, die nur während veränderter Bewusstseinzustände erlangt werden können. Diese veränderten Bewusstseinszustände sind so tief, dass sie dem Tod sehr nahekommen. Das Wissen, das ich durch die Zusammenarbeit mit Jero erlangt habe, hat mir als amerikanische Heilerin weiter-

geholfen. Hierzu musste ich weder balinesische Tempel errichten, noch zahllose Räucherkerzen abbrennen oder beeindruckende Chants erfinden.

Carl war erst vierzig Jahre alt, als er die Diagnose Krebs erhielt. Als die Schmerzen unerträglich geworden waren, war er zum Arzt gegangen. Ich wurde von seiner Frau an sein Sterbebett in einem Hospiz gerufen. Meine erste Begegnung mit ihm war fröhlich und wurde ständig von Besuchern unterbrochen, die kamen, um ihn zum Durchhalten anzufeuern. Carls Bettlägerigkeit war ein soziales Ereignis. Er war noch nicht bereit, zu sterben, obwohl seine Tumoren zahlreiche Metastasen gebildet hatten und seine Prognose alles andere als günstig war. Mehrere Wochen lang kam ich zu kurzen Besuchen, die für gewöhnlich von seinen vielen Freunden, Familienangehörigen und Arbeitskollegen unterbrochen wurden. Dann begann das Ende. Nun kam nur noch seine Frau, um ihn im Hospiz zu besuchen. Carl schlief mehr und mehr. Sein Atem ging unregelmäßig und schwer. Als Carls Atem mehrmals länger aussetzte, hoffte seine Frau jedes Mal, es sei vorüber und er sei von seinen großen Schmerzen erlöst. Doch jedes Mal schreckte er zurück ins Leben und wirkte zutiefst verängstigt.

Da wurde ich hinzugerufen. Wir beide, seine Frau und ich, saßen an seinem Bett. Ich synchronisierte meinen Atem und mein Bewusstsein mit Carl. Gemeinsam mit ihm begab ich mich in die veränderten Bewusstseinszustände, die ich unter Jero Mangkus Anleitung zu bereisen gelernt hatte. Ich sah die beängstigenden Bilder, die ihn dort erwarteten, und begriff, warum er immer wieder vor ihnen zurückgeschreckt war. Weil ich sah, was er sah, konnte ich ruhig mit ihm sprechen und ihn über die furchteinflößenden Illusionen hinausführen. Gemeinsam mit ihm hielt ich inne und ermunterte ihn, stetig auf das Licht jenseits all der Gespenster zuzugehen. Die Energie, die von diesem außergewöhnlichen Licht ausging, vermittelte göttliche Liebe und Annahme. Wir setzten unseren Weg fort, bis er sich schließlich aus seinem Körper löste und zu dem Licht aufstieg. Unglaublicher Frieden erfüllte den Raum. Carls Frau spürte, dass er fort war, frei und selig, und dann weinten wir gemeinsam, fast vor Freude.

⊙⊙⊙

Sarah hatte sich entschieden, zu Hause zu sterben. Im Krankenhaus hatte sie all ihre Behandlungen abgeschlossen, und sie nahm nur noch Schmerzmittel, um sich den Übergang zu erleichtern. Als ich sie kennenlernte, war sie zu Hause, und man führte mich in ein kleines Zimmer mit einem hohen Fenster, wo sie umgeben von respektvoll schweigenden Freunden auf einem Futonbett lag. Während ich meditierend bei ihr saß, glitt sie in einen komaähnlichen Zustand. Dennoch konnte nicht die Rede davon sein, dass ihr Leben zu Ende war. Es fehlte der Hauch des Todes. Ich spürte sie in der Zwischenwelt auf, während ich selbst im Hier und Jetzt geerdet blieb. Offenbar war es meine Aufgabe, für sie der Anker ihrer Rückkehr zu sein. Nach ungefähr einer Stunde öffnete sie die Augen und erzählte mir aufgeregt von ihrer Vision. Sie hatte ein strahlendes Licht gesehen. Sie beschrieb mir einen wundervollen Ort, an dem sie sich vollkommen eins fühlte. Während wir miteinander sprachen, ging von Sarah ein nahezu mit den Augen wahrnehmbares Strahlen aus.

Als ich eine Woche später wiederkam, sah sie erheblich besser aus, und sie war sogar dazu in der Lage, ein paar Schritte zu gehen. Wir begannen mit einer neuen Heilsitzung. Wie bei der ersten suchte Sarah auch diesmal wieder ihren Ort der Schönheit und Heilung auf. Als sie zurückkehrte, berichtete sie noch begeisterter von dem Frieden und Licht dort und strahlte sogar noch intensiver als beim ersten Mal. Sarah erklärte, sie fühle sich deutlich besser. Sie erholte sich ganz erheblich, da ihre Reisen auf die andere Seite sie mit Heilenergie anzufüllen schienen. Acht Monate später starb sie schließlich, doch sie hatte die gewonnene Zeit ausgezeichnet genutzt. Ein tiefes Gefühl des Friedens erfüllte sie, sie konnte ihr Leben mit neuem Bewusstsein und angemessener Wertschätzung sehen und die Fürsorge ihrer Familie annehmen, von der sie sich in der Vergangenheit entfremdet hatte. Zwar brachte ihr unsere Zusammenarbeit nicht ihre Gesundheit zurück, aber dennoch tiefgreifende Heilung.

Wenn man einem Menschen hilft, der im Sterben liegt, dann kann es sein, dass die Energie aus dem Jenseits physisch heilend wirkt. Wenn man die Reise ins Jenseits nicht fürchtet, dann kann man von dort Heilenergie für sein physisches Leben mitbringen. Die Rückkehr in die physische Welt ist leicht, es sei denn, unsere Zeit ist wirklich gekommen. In meiner Morgenmeditation stelle ich mir die Brücke ins Jenseits vor und bitte darum, sie überqueren zu dürfen, um mich dort in der strahlenden Energie zu sonnen, und kehre dann in meinen Alltag zurück. Manchmal sieht die Brücke aus wie eine moosbewachsene Hängebrücke auf einem Bergpfad. Dann wieder überspannt sie den Himmel mit ihren Regenbogenfarben. Mein Empfinden, dass ich zu Hause bin, sowohl in meinem Körper als auch im Universum, verstärkt sich mit jeder Meditationssitzung. In der Zusammenarbeit mit anderen Menschen kommt es mir oft so vor, als stehe ich mit einem Bein in dieser und mit dem anderen in jener Welt. In solchen Augenblicken sind die Klarheit der Erkenntnis und die spürbare Kraft der Heilenergie besonders stark. Im Laufe der Jahre ist die Kluft zwischen dem Diesseits und dem Jenseits kleiner geworden, und die Brücke ist nicht mehr so unüberschaubar weitgespannt, wie sie es einst war.

Wenn man einem Menschen hilft, der im Sterben liegt, dann kann es sein, dass die Energie aus dem Jenseits physisch heilend wirkt.

Möglicherweise erschaffen Sie, indem Sie Dankbarkeit, Reinigung, Konzentration und Energieheilung auf der Zellebene praktizieren, Ihre eigene Brücke, um eine Verbindung von der Seele zur Zelle und wieder zurück zu schaffen und damit jegliche Angst vor dem Tod auszulöschen. Mögen Ihre Erfahrungen sicher und gesegnet sein, und mögen sie Sie in all Ihren Bemühungen unterstützen.

Nachwort

Von den abgeschiedenen Hallen akademischer Labors zum *Wall Street Journal* und zur *Denver Post* – die Hirnforschung hat sich ein großes Feld an wissenschaftlichem und öffentlichem Interesse erobert. Die neu entdeckte Fähigkeit des Gehirns, nach entsprechendem Training sowohl Funktion als auch Struktur zu verändern, bezeichnet man als *Neuroplastizität*. Mit dem EEG, das der Aufzeichnung von Gehirnströmen dient, lässt sich dieses Phänomen genau nachweisen.

Die Formbarkeit unseres Gehirns hat Wissenschaftler veranlasst, die Gehirntätigkeit während der Meditation aufzuzeichnen. Die Ergebnisse lieferten erstaunliche Informationen und faszinierende Möglichkeiten, die jeder Mensch zum Wohle seiner Gesundheit einsetzen kann. »Bei Personen, die seit vielen Jahren regelmäßig meditieren, haben wir eine Gehirnaktivierung ermittelt, wie wir sie in diesem Ausmaß noch nie zuvor feststellen konnten«, sagt Richard Davidson, ein Neurologe an der University of Wisconsin.

Es gibt immer mehr Hinweise darauf, dass sich das Gehirn mit ein wenig Übung anpassen kann, um sich positive Muster wie beispielsweise ein Gefühl des Wohlergehens, verminderte Angst, verbesserte Abwehrfunktion und sogar andauerndes Glück zu eigen zu machen. Wer über eine lange Zeit fortgesetzt meditiert, dessen Gehirn weist kraftvolle Ausbrüche bestimmter Aktivitäten und eine ungewöhnliche Koordination oder Synchronisation auf.

Colleen O'Conner schreibt am 4. Juni 2006 in der *Denver Post:* »Davidson hat die Gehirntätigkeit von hundertfünfzig Personen in einem normalen emotionalen Zustand gemessen, darunter ein buddhistischer Mönch namens Ricard. Die meisten Probanden befanden sich im Mittelbereich zwischen positiven und negativen Emotionen. Doch Ricard, der während der Messung über Mitgefühl meditierte, verließ mit seinen positiven Emotionen fast den messbaren Bereich – der höchste jemals gemessene Grad von Glückseligkeit.«

Bereits im Jahr 2002 veranlasste die Neugier Juan Acosta-Urquidi und mich, meine Gehirnaktivität zu messen, während ich meditierte und einem Klienten in fünftausend Kilometern Entfernung Heilenergie schickte. Während ich meditierte, hatte ich die subjektive Empfindung, in einen außerordentlich tiefen Zustand der Einheit einzutreten. Unsere vorläufigen Ergebnisse zeigten, dass mein subjektives Gefühl der Einheit mit starker Aktivität im Delta-Bereich zusammenfiel. Ausbrüche von Delta- und Beta-Aktivität ereigneten sich, während ich mich darauf konzentrierte, Heilenergie auszusenden. Auch meine Alpha-Wellen nahmen zu.

Drei Jahre später, im Juli 2005, wurde ich in Dr. Akio Moris Labor an der Nihon-Universität in Tokio zu Aufnahmen für einen Dokumentarfilm eingeladen, der am 8. August 2005 von Nokia TV auf Kanal 4 ausgestrahlt wurde. Dr. Mori, ein hochangesehener Neurologieprofessor, forscht führend im Bereich der Kartierung des Gehirns. Die Daten, die mit hundertachtundzwanzig Elektroden eines EEGs erhoben wurden, während ich einem Krebspatienten Heilenergie schickte, zeigten, dass ich ein besonders hohes Konzentrationsniveau erreichte und eine ungewöhnlich hohe Aktivität im linken präfrontalen Kortex: dem Ort, an dem unsere Glücksgefühle produziert

werden. Die Glücksgefühle, die ich während einer Energieheilung empfinde, ähneln nicht dem Rausch, der einsetzt, wenn ich ein besonders schickes Paar Schuhe im Schlussverkauf finde, sondern sind eher mit einem Zustand fast unbeschreiblicher Seligkeit zu vergleichen. Es ist eine Art Wohlergehen, die ihren Ursprung in der wiederholten Erfahrung hat, einem anderen Menschen mit der geschickten Ausrichtung von Heilenergie zu helfen.
Im Juni 2006 zeichnete Dr. Acosta-Urquidi mit einem tragbaren EEG meine Gehirnaktivität während der Meditation und während der Arbeit mit zwei Klienten auf, die ungefähr anderthalb Meter von mir entfernt saßen. Die erhobenen Daten entsprachen im Wesentlichen jenen aus dem Jahr 2002. Doch diesmal waren das hohe Niveau konzentrierter Delta-Wellen, die Beta-Höchstwerte und die gesteigerte Alpha-Aktivität während der Heilung noch ausgeprägter. Bemerkenswert waren außerdem die Hinweise auf hochfrequente Gamma-Hirnwellen, verbunden mit einem hohen Grad koordinierter Gehirnaktivität. Das von Dr. Acosta-Urquidi verwendete EEG war ein weitverbreitetes russisches Gerät von Mitsar Instrument in Sankt Petersburg/Russland.

Bildnachweis

Der Verlag dankt den nachfolgenden Rechteinhabern für die Bereitstellung der Abbildungen:

Seite 67: Hawkes, Joyce W., »The Effects of Petroleum Hydrocarbons on Fish: Morphological Changes.« In: D.A. Wolfe (Hrsg.), *Proceedings of a Symposium of Fate and Effects of Petroleum Hydrocarbons in Marine Ecosystems and Organisms*. New York: Pergamon Press, 1977, S. 115–168.

Seite 68: Hawkes, J.W. und C.M. Stehr, »Ultrastructural Studies of Marine Organisms: A Manual of Techniques and Applications.« In: *Electron Optics Bulletin*, 118 (1982), S. 15–20.

Seite 69: Hawkes, J.W., »The Structure of Fish Skin. II. The Chromatophore Unit.« In: *Cell and Tissue Research*, 140 (1974), S. 159–174.

Seite 70: Oben und unten: Hawkes, J.W., 1974, bisher unveröffentlichtes Material.

Seite 71: Hawkes, J.W., »The Effects of Xenobiotics on Fish Tissues: Morphological Studies.« In: *Federation Proceedings*, 39, Nr. 14 (1980), S. 3230–3236.

Seite 72: Hawkes, J.W., 1976, bisher unveröffentlichtes Material.

Seite 76: Hawkes, J.W., »The Structure of Fish Skin. III. The Chromatophore Unit of Albinistic Rainbow Trout (Salmo gairdneri).« In: *Scanning Electron Microscopy*, 4 (1982), S. 1725–1730.

Seite 80: Spiralgalaxie M101 von www.hubblesite.org/gallery/album/galaxy_collection/pr2006010a/.

Seite 93: Mori, Akio, Juli 2005. Dr. Hawkes wird in Dr. Akio Moris Labor an der Nihon-Universität in Tokio/Japan untersucht. Der Dokumentarfilm wird am 8.8.2005 von Nokia TV in Kanal 4 in Japan ausgestrahlt.

Seite 94: Acosta-Urquidi, Juan, 2002, bisher unveröffentlichtes Material.

Seite 95: Acosta-Urquidi, Juan, 2002, bisher unveröffentlichtes Material.

Danksagung

Viele meiner Freunde und Klienten haben mich dazu ermutigt, verleitet und inspiriert, dieses Buch zu schreiben. Ich danke ihnen allen von ganzem Herzen. Im Einzelnen danke ich darüber hinaus:

Teresa Barker, deren Ermutigungen mir halfen, durchzuhalten, und deren redaktionelle Ratschläge erheblich zur Lesbarkeit des Buches beigetragen haben.

Marilyn Rossner (Ph.D.) aus Montreal, die mich immer wieder anfeuerte.

Marian Svinth (Ph.D.) und Gene Slape, gute Freunde alle beide, deren Ermutigung und Begabungen dafür sorgten, dass der Computer und ich drangeblieben sind.

Chris Standage, Mike Buchley, Dan Trythall, Joyce Izumi, Martha Blomberg, Joyce Liechenstein (Ph.D.), Fadel Behman (Ph.D.), Sally O'Neil (Ph.D.), Hetty Kouw, Robert Schore, D.J. Zentner, Kim Clark Sharp, Melvin Morse, Sandy Woodward, Carla Stehr und Toni Diane Holm, die alle in vielerlei Hinsicht einen Beitrag leisteten.

Meiner liebsten Tochter Annalisa für ihr Leben, ihre Freude und ihre Liebe.

Der göttlichen Quelle, die Berge wie den Mount Baker erschaffen hat, um uns zu inspirieren und zum Spielen zu animieren, und die uns alle mit dem Verlangen nach Gesundheit sowie mit Wegen und Brücken dorthin ausgestattet hat.

Und zuletzt den Mitarbeitern meines Verlages für ihr unübertreffliches Können und ihre Integrität.

Register

Joachim Faulstich

Das Geheimnis der Heilung

Wie altes Wissen die Medizin verändert

Steht die moderne Medizin an einem Wendepunkt? Joachim Faulstich zeigt, wie aktuelle Forschungsergebnisse altes Erfahrungswissen bestätigen: Gedanken und Gefühle haben direkten Einfluss auf alle Bereiche des Körpers. Unser Gehirn ist formbar, äußere Erfahrungen und innere Bilder beeinflussen seine Struktur und können sogar zerstörte Bereiche rekonstruieren. Das Buch zeigt anschaulich, wie in der Kooperation der unterschiedlichen Richtungen eine neue Heilkunde entsteht – eine Medizin, die eine grundlegende menschliche Kraft aktiviert und stärkt: die Kraft der Selbstheilung.

MensSana
BEI KNAUR

Joachim Faulstich

Das heilende Bewusstsein

Wunder und Hoffnung an den Grenzen der Medizin

Rätselhafte Heilungen bewegten die Menschen in allen Jahrhunderten. Sie erschienen schon immer als Wunder, als Eingriff höherer Mächte.
Die Wissenschaftler unserer Zeit sprechen von »Spontanheilung«, wenn sie die Genesung eines Schwerkranken nicht erklären können. Joachim Faulstich zeigt, dass Seele, Geist und Bewusstsein eine große Rolle bei jeder Heilung spielen. Die Heiler aller Kulturen haben Wege gefunden, diese jedem Menschen eigene Kraft nutzbar zu machen. Was können Ärzte und Patienten heute von ihnen lernen? Das Buch ist ein Plädoyer für eine neue Heilkunst, die Schulmedizin und alte Erfahrungsheilkunde vereint.

MensSana

Dr. Eva Selhub

Wie Liebe heilt

Selbstheilung durch positive Emotionen

Eva Selhub vereint schulmedizinische Ansätze mit psychologischen Erkenntnissen über die universale Heilkraft, die ein ganzheitliches Gleichgewicht in unserem Leben bewirkt: die Liebe. Denn viele Krankheiten gehen auf Stress, Angst oder Wut zurück. Anhand praktischer Übungen zeigt sie, wie wir emotionale Verletzungen durch die Kraft der Liebe auflösen und Heilungsprozesse im Körper einleiten können.

MensSana
BEI KNAUR